AF357284

BIBLIOTHÈQUE MÉDICALE

PUBLIÉE SOUS LA DIRECTION

DE MM.

J.-M. CHARCOT
Professeur à la Faculté de médecine
de Paris,
membre de l'Institut.

G.-M. DEBOVE
Professeur à la Faculté de médecine
de Paris,
médecin de l'hôpital Andral.

LE

PNEUMOTHORAX

PAR

LE DR L. GALLIARD

MÉDECIN DES HOPITAUX

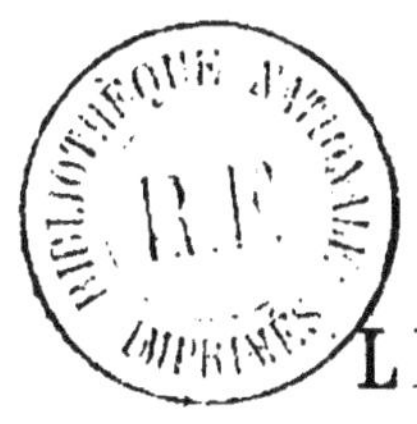

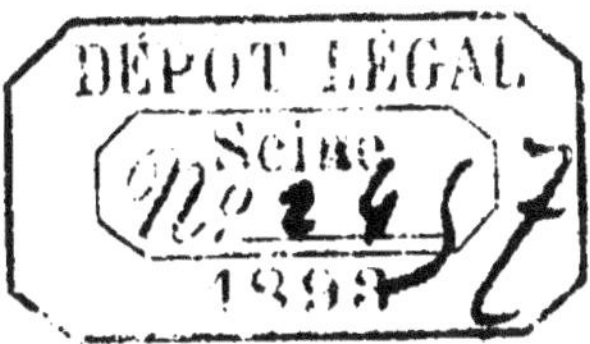

PARIS

RUEFF ET Cie, EDITEURS

106, BOULEVARD SAINT-GERMAIN, 106

INTRODUCTION

Chaque fois que la plèvre contient de l'air ou des gaz, on dit qu'il y a pneumothorax.

Le pneumothorax se complique souvent d'épanchement sanguin, séreux ou purulent.

Ce que nous observons généralement à l'hôpital c'est l'hydropneumothorax, c'est le pyopneumothorax, et cela chez les phtisiques.

Il en résulte deux choses :

D'abord que nous n'avons guère d'oreilles que pour les pneumothorax *à grand orchestre* : bruit de succussion, tintement métallique, respiration amphorique, etc., tout ce qui constitue, en un mot, le pneumothorax *amusant*, celui que nous nous plaisons à montrer aux élèves et à prendre pour texte de nos cliniques;

Ensuite que dans notre esprit résident volontiers ces deux formules très simples :

1° Pneumothorax = tuberculose;

2º Pneumothorax = mort à bref délai.

Je voudrais soustraire les médecins à la tyrannie de cette double formule.

Je voudrais montrer que souvent le pneumothorax est affranchi de toute relation avec la tuberculose.

Je voudrais rappeler qu'à côté des pneumothorax amusants, il y en a d'autres... comment dirai-je?... *plus sévères*, qui ont droit aussi bien à tous nos égards.

Je voudrais mettre en pleine lumière la série très importante et trop mal connue des pnéumothorax curables, lesquels existent même chez les tuberculeux.

Tout en obéissant à ces préoccupations, je m'efforcerai de tracer, sans imiter servilement les classiques, l'histoire complète du pneumothorax.

PREMIÈRE PARTIE

HISTORIQUE

Il y a deux périodes bien distinctes à considérer dans l'histoire du pneumothorax : la première s'étend depuis les temps anciens jusqu'en 1819, année où Laënnec fit paraître le *Traité de l'auscultation médiate ;* la seconde s'étend de Laënnec jusqu'à nos jours.

PREMIÈRE PÉRIODE

Avant Laënnec

On se préparerait une cruelle déception si l'on cherchait dans les livres hippocratiques des notions exactes sur le pneumothorax. La seule chose à trouver dans le *Traité des maladies,* c'est la méthode qui permet de mettre en évidence la fluctuation thoracique :

« Après avoir placé le malade, lisons-nous, dans un siège solide et qui ne puisse vaciller, faites tenir ses mains étendues par un aide, secouez-le ensuite par l'épaule afin d'entendre de quel côté la maladie produira du bruit. » Or voici les déductions cliniques tirées de l'étude du phénomène observé : « Entre les malades attaqués d'empyème, ceux qui, lorsqu'on les secoue par les épaules, font entendre beaucoup de bruit, ont moins de pus dans la poitrine que ceux qui en produisent moins et qui d'ailleurs ont une meilleure coloration et une respiration plus gênée; quant à ceux qui ne donnent aucun bruit et qui ont les ongles livides et une grande dyspnée, ils sont pleins de pus et tout à fait désespérés. » Hippocrate admettait l'existence d'un vide dans la poitrine, *à l'état normal*, vide nécessaire pour la production du bruit de succussion; quand le pus n'était pas accumulé en quantité considérable, le bruit pouvait se percevoir; quand le pus remplissait la totalité de l'espace vide du thorax, le bruit cessait.

Il est certain que les médecins Asclépiades avaient l'usage de secouer les malades, croyant toujours trouver dans les résultats de la succussion un moyen sûr de reconnaître l'empyème.

Après eux la méthode a été délaissée et l'on peut s'étonner, avec Laënnec, de voir qu'aucun des commentateurs d'Hippocrate ne paraisse avoir pris souci de l'étudier sérieusement; à peine semblent-ils l'avoir comprise.

Il faut arriver jusqu'à Ambroise Paré pour retrouver un mot sur le bruit de fluctuation thoracique. Voici ce que conte Ambroise Paré dans son chapitre *De la pleurésie* :

« Benedict de la Vallée, natif de la ville de Thurin, âgé de 25 ans, tomba malade d'une pleurésie, laquelle suppura, et se fit *une* empyème, jetant la boue par

la bouche, la crachant en grande abondance, fort
fétide et puante, par l'espace de six semaines; puis,
elle s'arrêta vingt jours après; au moyen de quoi,
lorsqu'il se baissait et remuait, *on oyait un bruit de
son corps comme d'une bouteille à demi pleine*. Et pour
la guérison de ce, appela plusieurs médecins, à savoir :
Le Grand, Le Gros, Duret, Liebaut, Violaine, Malmedy ;
enfin, un jour m'envoya quérir : et, ayant considéré
son mal, lui conseillai d'ouvrir le côté pour donner
issue à la matière purulente : ce qu'il m'accorda lorsqu'il serait un peu plus fort. Quelques jours après,
nature fit expulsion de la dite matière par grands
vomissements, en sorte que tôt après fut du tout guéri
par la grâce de Dieu, et de nature, et se porte bien
pour le présent, étant en bon point, comme s'il n'eût
eu jamais mal. »

Et il ajoute :

« Les signes qu'il y a de l'eau contenue au thorax c'est
que le patient a une toux sèche, aspérité à la gorge,
frisson, fièvre, courte haleine et, principalement quand
on est couché, enflure des pieds et douleur violente ;
après une grande soif et avoir beaucoup bu, il y a de
l'eau dedans le coffre. On connaît de quel côté est l'enflure au *mouvement du flot*, et y a un son comme d'une
bouteille à demi remplie. »

Morgagni, ayant perçu chez un malade le bruit de
fluctuation, rechercha dans les auteurs des faits analogues au sien; il en trouva quatre qui sont dus à Fanton
père (cas signalés dans le recueil de Fanton fils),
à Mauchart, à Wolff et à Willis. Il ne connaissait pas
l'observation d'Ambroise Paré. D'ailleurs le phénomène
produit par les mouvements spontanés du tronc n'avait
aucune importance à ses yeux. Inutile, par conséquent,

de vérifier si la commotion hippocratique pouvait le déterminer. Bien plus, Morgagni et Fanton s'attachaient à démontrer que cette méthode d'exploration ne pouvait donner aucun résultat.

Pour ces auteurs, préoccupés uniquement de la possibilité d'un épanchement liquide, la notion du pneumothorax n'existait pas encore.

Il a fallu que les chirurgiens, au cours de l'opération de l'empyème, entendissent le sifflement produit par l'air en s'échappant de la poitrine pour que mention fût faite des collections gazeuses de la plèvre.

Riolan remarqua que souvent, dans l'opération de l'empyème, il ne s'écoulait pas de pus par la plaie, mais seulement un *fluide élastique.*

Littre donna des soins à un individu qui mourut suffoqué, à la suite d'un empyème, après cinq jours de maladie; il trouva, à l'ouverture du corps, dans la cavité pleurale, deux pintes de sang et une énorme quantité de gaz.

Combalusier, dans son célèbre *Traite des vents* (Pneumato-pathologia, 1747), nous a fourni la relation très brève d'un fait curieux : « Il y a quelques années que, m'entretenant avec M. Sidobre, de la faculté de Montpellier et médecin consultant du Roi, le discours tomba sur la matière présente. Cet habile homme me raconta avec sa franchise ordinaire que son oncle M. Ribeyrac, ce célèbre praticien dont le nom sera toujours précieux et vénérable à la médecine, fit faire un jour la ponction dans le côté à un malade qu'il croyait avoir un empyème purulent, que néanmoins il ne sortit pas une seule goutte de pus, mais seulement

de l'air, qui s'échappa avec bruit, et qu'en conséquence le malade fut entièrement guéri. »

Pouteau a constaté de même la sortie de l'air de la
poitrine pendant l'opération de l'empyème.

Les observations de Portal seront, dans la suite,
plus précises encore : « La flamme d'une chandelle
approchée d'une plaie pratiquée à la poitrine de certains malades devient tout à coup vacillante. »

En 1759, Meckel publie dans l'*Histoire de l'Académie
royale de Berlin* une observation si curieuse pour
l'époque que je n'hésite pas à en transcrire les principaux passages :

« Le 19 janvier de l'année dernière, dans notre hôpital
de la Charité, mourut un jeune soldat nommé Herzog.
Il était dans sa 18e année ; son corps était musculeux et
bien constitué. Pendant 10 jours qu'il passa dans cet
hôpital, il se plaignit d'une extrême anxiété et difficulté à respirer ; son pouls était fréquent, mais il n'ex-
pectorait pas de pus. Sa toux n'était même continuelle
ni phtisique. Au bout de 10 jours il succomba. Avant
que d'entrer à l'hôpital il avait passé 17 semaines au lit
se plaignant toujours de la respiration difficile, mais
ne pouvant indiquer aucune cause de son mal.

« Je disséquai le cadavre. Ayant ouvert l'abdomen,
je trouvai le foie dans un état de dépression, étant placé
au-dessous des cartilages des côtes et même obliquement, de sorte qu'il était plus élevé du côté gauche et
plus enfoncé vers le bas à droite.

« Le diaphragme, convexe en bas, s'avançait dans le
côté droit dans la cavité de l'abdomen au-dessus du
côté droit du foie, de manière qu'il paraissait gonflé
comme une vessie au-dessous des cartilages des 7e, 8e et

9e côtes. Par cette raison, le foie était déprimé au-dessous de l'hypochondre. Son lobe droit s'enfonçait dans la cavité de l'os droit des îles...

« Je soupçonnai que, comme il arrive souvent, la cause de ce phénomène se trouverait dans du pus ou de l'eau répandue dans la cavité du thorax.

« Mais, quelle ne fut pas ma surprise, quand, après ouverture du diaphragme, il sortit avec bruit de l'air du thorax par la plaie faite au diaphragme qui, de gonflé qu'il était par en bas, se releva dans le thorax et se relâcha !

« Dans la cavité même du thorax à droite, il y avait un vide que le poumon ne remplissait pas, mais qui était dégagé, sec et garni partout de plèvre blanchâtre et seulement un peu plus épaisse qu'elle n'a coutume d'être naturellement ; une mucosité déliée y était répandue par-dessus. Le poumon de ce côté était sec, dense et d'une substance consistante ; il ne s'y trouvait aucun air, il était noueux sans être squirreux ; seulement il était rempli des petits vaisseaux durs et qui se serraient de près ; il était un peu adhérent à la 2e côte par sa partie antérieure mais le reste était libre. Par-dessus, le poumon se terminait à la 7e côte. En soufflant de l'air par la trachée-artère on n'en put point introduire dans le poumon droit, au lieu qu'il entrait fort librement dans le poumon gauche dont l'état était parfaitement naturel.

« Cette observation, extrêmement rare, n'est pas inutile pour réfuter l'opinion d'un air élastique entre le poumon et la plèvre, nécessaire pour le mécanisme de la respiration. Il est plutôt clair, par le changement dans ce corps, que l'air répandu entre la plèvre et le poumon, bien loin de faciliter la respiration y mettait obstacle par la compression du poumon. »

En 1770 Alexandre Monro le jeune propose l'opération de l'empyème pour évacuer l'air contenu dans la plèvre.

Dans le livre très connu du Poméranien Selle (*Einleitung in das Studium der Natur*), paru en 1777 à Berlin et traduit par Coray (Montpellier, 1795), nous trouvons des détails sur l'autopsie d'un pneumothorax traumatique du côté gauche chez un sujet porteur de tubercules au côté opposé : « Un homme de 28 ans amené, le 17 avril 1777, à la maison de la Charité pour avoir attenté à sa vie, mourut quatre jours après. A l'ouverture du bas-ventre, la rate parut dans une situation contre nature ; elle portait sur la partie transversale du côlon. Précisément du même côté, le diaphragme s'avançait tellement qu'il paraissait former comme un nouveau viscère. On n'eut pas plutôt ouvert la poitrine que cette proéminence du diaphragme disparut. Le même côté de la poitrine était vide et on n'y voyait qu'une petite portion du poumon qui tenait à ses vaisseaux et qui paraissait comme une éponge desséchée. Le poumon droit était tuberculeux et avait contracté des adhérences. »

Cependant un nouveau procédé d'investigation, la *percussion de la poitrine*, était introduit dans la pratique médicale. Auenbrugger avait publié à Vienne, en décembre 1760, la fameuse brochure, qui portait ce titre : *Leopoldi Auenbrugger inventum novum est percussione thoracis humani ut signo abstrusos interni pectoris morbos detegendi.* Cet ouvrage ne fut traduit en français qu'en 1770 ; encore le traducteur, Rouvière de la Chassagne, eut-il la mauvaise fortune d'ensevelir son travail dans un livre voué à l'obscurité (le *Manuel des Pulmoniques*), de sorte que pendant 38 ans encore l'opuscule du médecin viennois dut attendre ses lettres de grande naturalisation. C'est Corvisart qui, en 1808, se chargea de les lui octroyer en lui ouvrant toutes grandes les portes de France.

Il est intéressant de constater que, malgré de si regrettables atermoiements, le procédé d'Auenbrugger entrait doucement dans les mœurs médicales : on en trouvera la preuve en lisant la thèse d'Itard (1803), où l'auteur estime à sa juste valeur le *son tympanitique* fourni soit par les *congestions gazeuses de la plèvre*, soit par les grandes cavernes tuberculeuses des poumons. Et, en parcourant cette thèse, on remarquera dans l'observation donnée à Itard par Gaspard-Laurent Bayle, alors élève interne de Corvisart, futur collègue de ce maître à la Charité, le son tympanitique du thorax, signalé même dans la région du cœur.

L'année 1803 est une date mémorable dans notre historique. Elle a vu paraître la *Dissertation sur le pneumothorax ou les collections gazeuses qui se forment dans la poitrine,* par *E. M. Itard* (Thèse de Paris, an XI[1]). Cet opuscule de 20 pages a une importance considérable. D'abord c'est le premier travail d'ensemble sur les épanchements gazeux de la poitrine. Ensuite il introduit dans la science une dénomination nouvelle, celle de *pneumothorax,* qui doit demeurer définitivement. Il contient une description déjà très nette de la maladie, une symptomatologie dans laquelle on trouve la dilata-

---

1. Dans la collection des Thèses de la Faculté de médecine de Paris, la Thèse d'Itard porte le n° 303 (an XI).

tion de la poitrine et le tympanisme en même temps que des signes fonctionnels de haute valeur. Il contient en substance la notion du pneumothorax à soupape (congestion avec condensation progressive du fluide gazeux) et du pneumothorax ouvert (congestion sans condensation bien prononcée du fluide aériforme). Il fournit des détails anatomo-pathologiques précis. Enfin il indique certaines règles permettant de distinguer le pneumothorax du pneumopéricarde et des cavernes tuberculeuses.

Il n'y a là ni le bruit de succussion auquel Laënnec attribuera bientôt sa véritable valeur, ni les signes fournis par l'auscultation de la poitrine. Nous pouvons cependant considérer Itard comme le précurseur immédiat de Laënnec. Aussi son importante thèse me paraît-elle digne d'être résumée ici. Si j'en donne, en ces lignes, la substance, c'est parce que, souvent citée, elle me paraît avoir été généralement fort peu lue.

« L'affection morbifique que je désigne sous le nom de pneumothorax, telle est la première phrase d'Itard, est une de ces lésions qui ne méritent aucun rang dans un cadre nosologique, mais qui ne sont pas moins dignes d'être connues en médecine. »

Après un préambule très bref, l'auteur entre immédiatement en matière par l'exposé de dix observations. Les cinq premières seulement ont trait au pneumothorax; puis viennent quatre cas de pneumatose du péricarde; enfin la dixième observation se rapporte à un cas de caverne tuberculeuse.

1re *Observation*. — Cas de pneumothorax emprunté à Selle. J'ai cité plus haut le fait (Selle, 1777).

2e *Observation* (Itard). — Jean Arène, surnommé *Grafiade*, militaire âgé de 26 ans, entra à l'hôpital du

Val-de-Grâce vers le milieu de prairial an VII. Une violente pleurésie, qu'il avait contractée trois ans auparavant dans la dernière campagne de Hollande, l'avait laissé atteint d'une dyspnée, d'abord légère, mais qui peu à peu, s'étant accrue au point de le menacer à tout moment de suffocation, le força à venir au Val-de-Grâce. La figure était bouffie, l'haleine fétide, l'habitude du corps très maigre, la chaleur de la peau âcre et brûlante, le pouls plein, fort et fréquent et la respiration difficile... La cavité thoracique droite était évidemment plus développée, plus sonore, et présentait un empâtement sous-cutané. La plupart de ces symptômes appartenant à l'hydrothorax firent croire à l'existence de cette maladie et recourir aux remèdes usités en pareil cas. Cependant l'état du malade ne fit qu'empirer pendant les trois semaines qu'il passa à l'hôpital. La dyspnée devint de plus en plus suffocante, amena une agonie pénible et la mort.

L'ouverture du cadavre fut faite 24 heures après la mort par les citoyens Lépecq, Coutanceau et moi. Au premier coup de scalpel porté dans la cavité droite de la poitrine, il s'en échappa avec une sorte de détonation un fluide gazeux si horriblement infect que nous en aurions été incommodés si le cadavre ne se fût trouvé exposé dans une petite cour ouverte de tous côtés à l'air libre. En explorant l'intérieur de cette cavité, nous vîmes que le poumon manquait absolument. Il se présentait seulement en dedans, vers le sommet de la plèvre, un mognon lobuleux, du volume d'un petit œuf, unique reste du poumon droit qui semblait n'être échappé à la destruction complète de ce lobe que pour servir de bouchon aux gros vaisseaux sanguins et aériens. La plèvre de ce côté offrait dans presque toute son étendue un enduit purulent, quoiqu'elle renfermât à peine quelques cuillerées de pus. Le diaphragme avait été tellement refoulé dans l'abdomen par le fluide aériforme comprimé dans la poitrine qu'il avait acquis une expansion extraordinaire. Le foie débordait presque en entier le rebord des côtes asternales et présentait, au lieu de la convexité qui appartient à sa face diaphragmatique, une concavité très prononcée.

3e *Observation* (Itard). — Un prisonnier de guerre, esclavon, âgé de 35 ans, fut amené dans le courant de germinal an VII à l'hôpital militaire de Paris et placé dans une des salles du docteur Gilbert. Les principaux symptômes de sa maladie étaient : une toux opiniâtre, une expectoration muqueuse et difficile, une fièvre lente et une tumeur indolente dans l'hypochondre droit. Au bout de six semaines il mourut dans le marasme.

L'ouverture abdominale m'offrit : un foie très volumineux, très approchant de l'état des foies gras; dans la cavité thoracique gauche le poumon entièrement sain; dans la cavité thoracique droite, le poumon presque totalement détruit et n'offrant plus qu'un moignon de la grosseur du poing, assez nias d'ailleurs et parfaitement cicatrisé; la plèvre très épaissie contenant quelques onces d'un pus blanc et inodore. Au premier coup de scalpel porté dans cette cavité, il s'en échappa sans bruit, mais d'une manière très sensible pour l'odorat, un gaz très fétide, qui pouvait être du gaz hydrogène sulfuré.

4e *Observation* (Itard). — Dans un cadavre d'une stature petite, portant des cheveux blonds, une peau fine, dépilée et marquée de taches de rousseur et dont la poitrine rendait un son bruyant du côté gauche, je trouvai le diaphragme proéminent légèrement de ce côté dans la cavité abdominale. Je piquai cette saillie avec le scalpel; il en sortit avec un sifflement un gaz qui n'avait d'autre odeur que celle des exhalaisons cadavériques ordinaires. En prolongeant l'incision vers le pilier gauche, je donnai issue à sept ou huit onces d'une sérosité puriforme. L'examen de la poitrine me fit voir le poumon correspondant presque entièrement détruit, suppuré, la plèvre épaissie et purulente, le poumon droit tuberculeux et le cœur extraordinairement gros.

5e *Observation* (Communiquée par G. L. Bayle). — Un ancien employé dans les hôpitaux militaires, âgé de 49 ans, sujet depuis nombre d'années à des rhumes fréquents, éprouvait depuis une vingtaine de jours de la toux, de la fièvre avec frissons et de la gêne dans la respiration. Il se présenta à la Charité dans le commencement de frimaire an XI. Face un peu animée, respiration fréquente, haute, difficile. Pouls petit, serré, concentré, quoique régulier et peu fréquent. Toux accompagnée d'expectoration muqueuse.

Coucher facile sur l'un et l'autre côté de la poitrine. *Son tympanitique du thorax*, même dans la région du cœur. Réveil en sursaut.

Du 7e au 8e jour à dater de l'entrée à l'hospice, le pouls devint de plus en plus petit, la dyspnée plus suffocante, l'expectoration plus abondante; la figure et la poitrine se couvrirent de sueurs grasses et les yeux prirent un air d'égarement.

Dans les 3 derniers jours, il y eut un délire assez gai...

L'autopsie cadavérique fit voir les vaisseaux du cerveau gorgés de sang... La poitrine percutée résonna peu à droite, et très bien du côté gauche. L'ouverture

de cette cavité laissa voir le poumon droit inégal,
tuberculeux, suppuré, adhérent à la plèvre et contenant
dans un kyste particulier du sang épanché. La cavité
gauche du thorax présenta une grande excavation
d'où s'échappa un fluide aériforme, et les restes du
poumon réduits à un fragment membraneux, desséché,
représentant son lobe inférieur, et à un moignon tuberculeux et suppuré à la place du lobe supérieur.

Les observations VI (Houlier), VII (Baillou), VIII (Bar-
tholin), IX (Winslow) sont des cas de pneumatose du
péricarde. Voici enfin un cas de grande caverne simulant le pneumothorax :

10e *Observation* (Itard). — Un militaire âgé de 23 ans,
reçu dans le mois de floréal an VIII au Val-de-Grâce, présentait tous les symptômes de la phtisie pulmonaire
déjà déclarée : voix rauque, stature étroite, expectoration puriforme très abondante... A sa visite, le
Dr Gilbert percuta la poitrine qui rendit un son très
obtus du côté gauche. Le malade sortit en prairial,
amélioré.

Mais à l'approche de l'automne, il revient à Paris et
rentre à l'hôpital. Il est placé dans une des salles du
médecin Théry. Il raconta que peu de temps avant sa
rentrée à l'hôpital il avait rendu, dans un effort de toux,
plus d'une pinte de pus sanguinolent et que ses selles
mêmes en avaient été imprégnées pendant 2 ou 3 jours.
Je percutai la poitrine et trouvai que le côté gauche, qui
résonnait si peu auparavant, rendait un son presque
tympanitique. Je me persuadai qu'il y avait pneumothorax... Mort quinze jours après.

A l'ouverture du cadavre, je trouvai le poumon
gauche détruit par la suppuration, ou pour mieux
dire converti en un large kyste purulent adhérent à la

plèvre de tous les côtés, communiquant avec les bronches par plusieurs ouvertures, et le poumon droit rempli de tubercules rudes.

Conclusions de la thèse d'Itard : « 1º Le pneumothorax est une affection de poitrine consécutive qui se lie essentiellement à l'histoire de la phthisie pulmonaire;

2º Il a pour cause déterminante la fonte colliquative du poumon, le séjour prolongé du pus dans une cavité sans ouverture, d'où suit l'absorption de ce liquide stagnant et sa décomposition en fluide aériforme;

3º Les symptômes sont assez ordinairement une dyspnée plus ou moins prononcée, peu ou point d'expectoration, et le son tympanitique de la cavité où il réside;

4º Il se présente sous deux variétés : *A.* Congestion avec condensation progressive du fluide gazeux, refoulant le diaphragme, soulevant les côtes, déjetant le médiastin et accompagné d'une dyspnée suffocante; *B.* Congestion sans condensation bien prononcée du fluide aériforme, occupant seulement la place de l'organe détruit...;

5º Le pneumothorax peut être confondu, à cause de la dyspnée et de la toux sèche qui l'accompagnent et de l'ampliation de la cavité thoracique que peut entraîner la première variété, avec les collections séreuses ou purulentes qui se forment dans la même cavité et dont il diffère par le son tympanitique qui caractérise toute congestion gazeuse. On peut le confondre encore, à cause de l'identité de ce son, avec l'emphysème du péricarde et cette excavation ulcéreuse du poumon dont j'ai donné un exemple (*Obs. X*). Il se distingue de la première de ces deux affections morbifiques par les différences de siège que présente le son obtenu par la percussion et de la seconde par l'expectoration purulente dont celle-ci est accompagnée ;

6° Le pneumothorax n'offre que des indications négatives... »

Le livre de G. L. Bayle (*Recherches sur la phtisie pulmonaire*), paru en 1810, contient cinq observations d'hydro ou de pyopneumothorax, dont une a été recueillie par Cayol et une par Moutard-Martin. Dans aucun de ces cas la maladie n'avait été soupçonnée ; deux fois même il semble que, sur le cadavre, la présence de l'air n'ait pas été reconnue, bien que les détails de l'autopsie autorisent à admettre le pneumothorax.

Corvisart, dans les commentaires qu'il a ajoutés à la traduction de l'opuscule d'Auenbrugger (1808), ne parle pas du pneumothorax. Ce n'est assurément pas au diagnostic de cette maladie qu'on exerçait, en ce temps-là, les élèves dans le service de Corvisart. Laënnec raconte en effet que, suivant les leçons cliniques du célèbre professeur, il vit faire l'ouverture de plusieurs sujets atteints de pneumothorax. Or, jamais la maladie n'avait été soupçonnée pendant la vie.

Parmi les médecins auprès de qui Laënnec cherchait des renseignements sur le bruit de fluctuation thoracique, Boyer est le seul qui ait pu lui parler d'un cas observé : Boyer avait vu, en consultation avec Hallé et Janroi, un jeune homme qui, en descendant l'escalier, entendait ce bruit d'une manière très distincte dans sa poitrine.

DEUXIÈME PÉRIODE

Depuis Laënnec jusqu'à nos jours.

En 1819, paraît le *Traité de l'auscultation médiate ou traité du diagnostic des maladies des poumons et du cœur*. Dans ce livre, Laënnec décrit le pneumothorax avec une telle perfection que ses successeurs ne trouveront plus grand'chose à ajouter à cette description magistrale. L'ouvrage de Laënnec est entre toutes les mains : je m'abstiendrai donc de le commenter.

Parmi les publications qui ont suivi immédiatement celles de Laënnec il convient de citer en première ligne la thèse de A. Devilliers, parue à Paris en 1826 et intitulée : *Du pneumothorax déterminé par la rupture de la plèvre et d'une vésicule aérienne emphysémateuse*. Cet ouvrage est rarement cité. On n'y a pas pris suffisamment garde, à mon avis. Il ne contient, avec l'observation de Meckel citée plus haut, qu'un seul fait, mais ce fait a une grande valeur et j'en ferai mon profit quand j'étudierai la variété de pneumothorax à laquelle il se rapporte.

Je m'abstiendrai de fatiguer le lecteur par l'énumération de tous les ouvrages qui traitent de la question qui m'occupe.

Louis (*Traité de la phtisie*), Chomel (*Pathol. gén. et dict. de médecine*), Stokes (*Traité des maladies de poitrine*), Andral (*Clinique médicale et Path. int.*), Beau et Castelnau (*Arch. de méd.*) étudient le pneumothorax au point de vue clinique.

Puis vient en 1841 l'importante thèse de Saussier, suivie de travaux d'Hérard, de Wintrich, de Biermer.

Proust, dans sa thèse (1862), envisage et critique les faits publiés sous la rubrique : pneumothorax essentiel. Béhier, dans sa *Clinique de la Pitié*, Jaccoud, dans plusieurs mémoires, contribuent à éclairer certains points obscurs de la question. Les recherches expérimentales de Demarquay et Leconte, de Riegel, de Weil, les écrits de Biach, de West, etc., de nombreuses thèses, de nombreux mémoires se succèdent rapidement. La liste en est longue. Il m'arrivera de faire des allusions, chemin faisant, et aussi des emprunts à la plupart des ouvrages publiés jusqu'à ce jour.

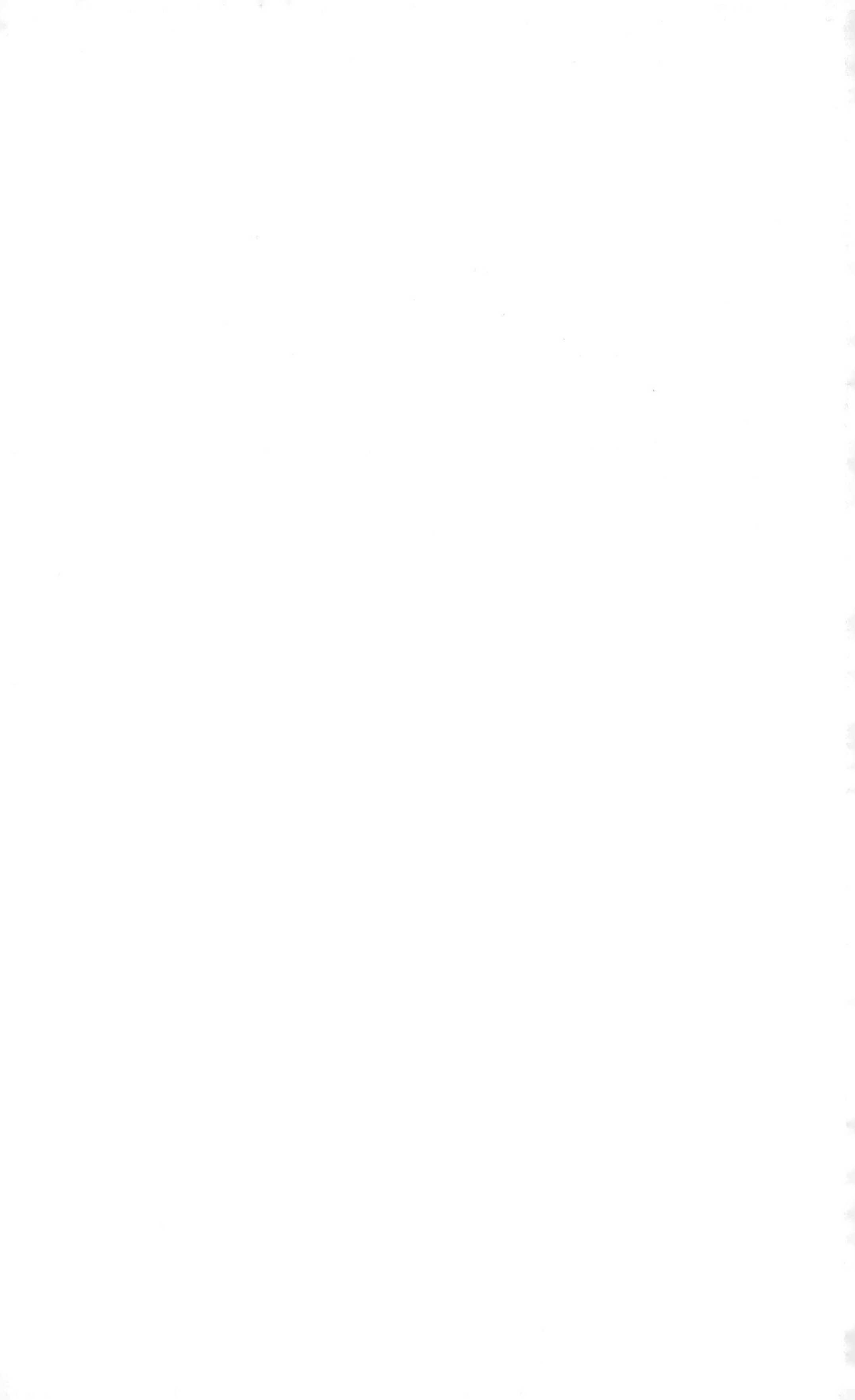

DEUXIÈME PARTIE

CHAPITRE PREMIER

PHYSIOLOGIE PATHOLOGIQUE

I

Comment le pneumothorax se produit.

On peut créer artificiellement le pneumothorax chez les animaux de deux façons : soit en incisant la plèvre costale, soit en piquant ou en incisant le poumon. Dans les deux cas l'expérience est délicate.

1º L'incision de la plèvre costale ne suffit pas pour donner accès à l'air. Dolbeau[1], mettant à nu la plèvre d'un lapin et l'incisant sur une étendue d'un centimètre, voyait le poumon continuer à se mouvoir, appliqué à la paroi costale, jusqu'au moment où il déprimait l'organe avec un instrument mousse.

2º La piqûre du poumon sur le cadavre ne détermine

---

1. *Emphys. traum.* Thèse d'agrég., 1860.

pas toujours la rétraction immédiate. Chez l'animal vivant il est très difficile d'obtenir le pneumothorax par instrument piquant[1].

On a supposé que la localisation de la rupture avait une influence décisive sur la production du pneumothorax. A.-H. Smith[2] admettait que les plaies siégeant vers la partie centrale d'un lobe ne déterminaient pas la rétraction du poumon, tandis que les plaies intéressant le bord d'un lobe avaient pour conséquence le pneumothorax. Son opinion reposait sur la comparaison suivante : deux lames de verre peuvent glisser l'une sur l'autre et se séparer par glissement, mais on ne parvient pas à les détacher l'une de l'autre; de même, les deux feuillets pleuraux glissant l'un sur l'autre, l'air ne les détachera qu'en s'insinuant entre eux par voie détournée.

Si cette hypothèse avait été vérifiée par les chirurgiens, nous aurions volontiers établi un rapprochement entre les plaies dont parle Smith et les ruptures que cause l'emphysème pulmonaire, les lésions de l'emphysème ayant une prédilection spéciale pour le bord des lobes. Mais elle n'a pas passé dans le domaine des réalités.

Quoi qu'il en soit, un fait est certain : il existe entre les deux feuillets de la plèvre une adhésion due à un phénomène purement physique et dont la rétractilité pulmonaire ne triomphe qu'avec une certaine difficulté.

Ce fait nous donne à penser que pour produire, en clinique, le pneumothorax, il faut une plaie pulmo-

---

1. Richet, *Anat. chir.*, et Duplay, *Pathol. ext.*
2. *Med. Rec.*, 1868.

naire assez largement ouverte, restant béante un certain temps, résistant à l'infiltration sanguine qui se fait autour de toute plaie dans un tissu sain et tend à l'oblitérer.

Les chirurgiens savent bien la chose. Ils connaissent, en outre, les conditions qui s'opposent, même avec une plaie large du poumon, produite soit par les instruments vulnérants, soit par les côtes fracturées, à l'irruption de l'air dans la plèvre. Ces conditions sont :

1º La fixation du parenchyme pulmonaire contre la paroi costale par les fragments acérés des côtes ;

2º L'existence d'adhérences pleurales antécédentes.

Ils ont étudié la pathogénie de l'emphysème sous-cutané qui remplace le pneumothorax quand l'air, impuissant à franchir la barrière pleurale, passe dans le tissu cellulaire sous-cutané, soit au niveau de la paroi thoracique lésée, soit à la base du cou.

Si nous mettons à profit les notions empruntées à l'expérimentation chez les animaux et à l'observation des traumatismes de la poitrine, il nous sera facile de concevoir comment, dans une circonstance donnée, le pneumothorax *médical* devra se produire, ou, au contraire, faire défaut. Pour que le pneumothorax de cause interne soit déterminé, il faut :

1º Une déchirure du poumon ;

2º Une déchirure de la plèvre, soit au point correspondant, soit à distance ;

3º L'absence d'adhérences pleurales.

La *déchirure du poumon* (les cas *chirurgicaux* étant mis à part) ne peut se produire sous l'influence de la pression de l'air, telle qu'elle existe *même dans l'effort,* sans qu'il y ait une altération préalable du parenchyme.

Les auteurs qui ont étudié la résistance du parenchyme à l'état normal sont d'accord sur ce point. West a montré combien il était difficile de faire éclater le poumon de l'homme sous l'influence de la pression de l'eau. Pour triompher de sa résistance à l'aide de la pression du mercure, d'après Hutchinson et d'après West, il faut une colonne de 3 à 9 pouces.

Quelles sont les lésions pulmonaires qui préparent la perforation? D'abord la tuberculose, la gangrène, ensuite l'emphysème qui amincit les parois des vésicules et en détermine l'atrophie, etc.

Voilà donc une première condition pathogénique.

Envisageons maintenant *la plèvre*, car c'est de sa résistance que va dépendre, une fois le poumon rompu, la production ou la non-production du pneumothorax.

Au lieu de traverser la plèvre après le poumon, l'air peut se cantonner dans le tissu cellulaire qui existe au-dessous de la séreuse et dans l'intervalle des lobules : c'est ce qui constituera l'emphysème sous-pleural et interlobulaire, d'où résulte ensuite, si l'impulsion s'accentue, l'emphysème du médiastin et même l'emphysème sous-cutané.

On sait que la coqueluche est la maladie qui réalise le plus souvent cette infiltration de l'air dans les mailles du tissu conjonctif; c'est chez les enfants que la laxité de ce tissu favorise spécialement la production de l'emphysème sous-cutané.

Laënnec en avait indiqué la pathogénie : « Quand l'emphysème interlobulaire, disait-il, est voisin de la racine du poumon, il gagne promptement le médiastin et de là le col et le tissu cellulaire sous-cutané de la totalité du corps. » Après lui, plusieurs auteurs avaient

signalé l'accident dont je parle, quand Natalis Guillot
et Roger sont venus, chacun de son côté, en 1853, lire
à la Société des hôpitaux de Paris deux mémoires où
le processus morbide était décrit et expliqué de la façon
la plus claire.

Natalis Guillot avait recueilli trois catégories de
faits :

A. Des cas d'emphysème interlobulaire et sous-pleural;

B. Des cas d'emphysème sous-pleural et médiastin;

C. Des cas d'emphysème sous-pleural, médiastin et
sous-cutané.

On conçoit facilement comment ces variétés d'infiltration aérienne se succèdent les unes aux autres pour
constituer l'*emphysème à siège triple* de cet auteur :
pulmonaire, médiastin et sous-cutané [1].

Chez les enfants l'emphysème sous-cutané est fréquent,
le pneumothorax est rare. Cela tient évidemment à la
laxité du tissu conjonctif sous-pleural, au beau développement des espaces lymphatiques sous-pleuraux et à la
résistance de la plèvre. Les faits cliniques le prouvent :
il suffit de parcourir les observations de coqueluche
pour s'en convaincre ; c'est à titre d'exception que l'on
verra le pneumothorax coïncider avec l'emphysème
sous-cutané dans la coqueluche.

Les expériences faites par Champneys sur les poumons des enfants ont fourni des résultats qui concordent
avec ceux de l'observation clinique. Cet auteur a vu
l'air soumis à une forte pression cheminer souvent
au-dessous de la plèvre et gagner les espaces sous-

---

1. On trouvera l'historique de la question dans mon mémoire :
L'Emphysème sous-cutané dans les affections pulmonaires aiguës
(*Arch. gén. de méd.*, déc. 1880).

cutanés, mais rarement pénétrer dans la cavité pleurale.

Chez les adultes, au contraire, le pneumothorax consécutif à l'emphysème est relativement fréquent, l'emphysème sous-cutané est rare; donc, chez l'adulte, le tissu conjonctif sous-pleural et le réseau lymphatique qu'il contient, sont plus denses que chez l'enfant, moins lâches, moins facilement infiltrés par l'air, et d'autre part la plèvre est plus disposée à faiblir.

La soudure intime de la plèvre et des vésicules pulmonaires amincies paraît merveilleusement réalisée chez les *vieux emphysémateux* : ces sujets devraient donc être atteints souvent de pneumothorax. Or nous les verrons cependant rarement frappés, tandis que le pneumothorax sera plus fréquent chez ces sujets que j'appelle *emphysémateux latents* (porteurs de lésions discrètes, souvent méconnues) ou *emphysémateux d'occasion* (atteints d'emphysème vicariant au cours d'une affection thoracique aiguë ou chronique).

Peut-on expliquer la chose? Est-ce parce que les grands emphysémateux ont perdu le pouvoir d'accomplir l'effort qui fera éclater les vésicules prédisposées à la rupture? Est-ce parce que, l'air étant violemment chassé contre les parois alvéolaires, la pression se répartit chez les grands emphysémateux sur une, trop large surface, tandis que chez les autres la totalité de l'énergie s'accumule sur le seul point faible?

On adoptera l'une ou l'autre de ces hypothèses. Quoi qu'il arrive, le fait clinique demeure.

Quand l'air passant sous la plèvre (emphysème sous-pleural) ne rencontre le point faible de la séreuse qui lui livrera passage qu'à une certaine distance du lieu de rupture pulmonaire, il y a *fistule broncho-pleurale indirecte.*

Le trajet est également indirect quand la perforation pulmonaire n'a pas porté sur des vésicules sous-pleurales, mais sur un groupe de vésicules situées dans la profondeur des lobes; pour gagner la plèvre dans ce cas, en effet, il faut que l'air chemine dans le tissu conjonctif interstitiel. Comme alors les voies lui sont ouvertes du côté du médiastin aussi bien que du côté de la séreuse, l'emphysème à siège triple peut coïncider avec le pneumothorax. Cette condition pathogénique, réalisée rarement par l'emphysème vésiculaire qui siège surtout sous la plèvre, peut être réalisée au contraire par les tubercules ramollis, les abcès du poumon, les foyers de gangrène centrale.

Quand la rupture pleurale se produit exactement au niveau des vésicules perforées, il y a *fistule broncho-pleurale directe.*

La perforation directe, souvent préparée par l'atrophie de la paroi vésiculaire, l'atrophie du tissu cellulaire interstitiel, l'atrophie de la plèvre [1], résulte plus souvent encore du ramollissement des tubercules sous-pleuraux, du processus ulcératif auquel participent à la fois le parenchyme et la séreuse, et qui détruit simultanément l'un et l'autre.

J'ai dit que pour réaliser le pneumothorax la perforation du feuillet viscéral de la plèvre ne suffisait pas; il faut encore *l'absence d'adhérences.*

S'il y a eu pleurésie adhésive, en effet, l'air ne peut passer dans la cavité pleurale. La seule chose qui puisse arriver, c'est de le voir traverser le feuillet pariétal

---

1. Zahn a insisté récemment sur le rôle pathogénique de l'atrophie pleurale.

ulcéré, et ensuite deux choses peuvent survenir : ou bien l'air décolle ce feuillet, s'insinue entre lui et la paroi thoracique pour se faire jour plus tard au niveau de la base du cou ; ou bien, et plus souvent, il passe d'un seul coup sous la peau du thorax et se répand de là dans le tissu cellulaire sous-cutané.

On connaît le cas célèbre d'emphysème sous-cutané vu par Cruveilhier chez un phtisique porteur d'une caverne. Je citerai une belle observation de Shelswell où l'emphysème apparut au-dessous de la clavicule à la suite d'une quinte de toux chez un tuberculeux : à l'autopsie (l'emphysème s'étant généralisée en 8 jours) on trouva au niveau du 2e espace intercostal droit une perforation qui admettait l'extrémité du petit doigt et conduisait dans une caverne pulmonaire.

Dans les cas de cet ordre le pneumothorax fait défaut.

Puisque la symphyse pleurale exclut la possibilité du pneumothorax, on comprend que cette complication, causée rarement par des lésions anciennes, comme les cavernes tuberculeuses, soit plus fréquemment le résultat d'altérations discrètes, comme des tubercules isolés, ou de lésions à marche rapide qui n'ont pas eu le temps de retentir sur la plèvre. Aussi ne s'étonnera-t-on pas si, chez les phtisiques, le pneumothorax frappe précisément le côté où les lésions pulmonaires paraissent avoir le moins de gravité.

Si les feuillets de la plèvre sont séparés l'un de l'autre par un épanchement liquide interposé, alors les conditions sont différentes : les abcès, les cavernes, les foyers gangréneux peuvent déterminer le pneumo-thorax.

Chose curieuse ! On a dit que les adhérences pleurales *partielles*, au lieu de s'opposer à la genèse du pneumothorax, pouvaient au contraire favoriser cet accident. Les lobules pulmonaires qui les avoisinent, en effet, étant retenus par elles au moment où se produit une dilatation exagérée]du poumon, ne pourraient suivre l'impulsion donnée au reste de l'organe, et dès lors ils se déchireraient sous l'influence du tiraillement exercé par les lobules non adhérents; du moins les bulles d'emphysème sous-pleural situées à leur niveau seraient rompues par ce tiraillement. C'est ainsi qu'Ewart a signalé au sommet gauche d'un phtisique, emporté en 36 heures par la pénétration de l'air dans la plèvre, une bulle emphysémateuse qui, latéralement, adhérait à la plèvre costale et dont la portion non adhérente, entraînée par les parties mobiles du poumon, s'était déchirée à sa partie inférieure. De même Zahn a vu, chez une femme de 24 ans, phtisique, que le pneumothorax avait tuée en 24 heures, une bulle d'emphysème sous-pleural rompue exactement à côté d'une adhérence. L'auteur ne dit pas qu'il y ait eu, dans ce cas, d'emphysème vésiculaire : il est vrai que l'on trouvait des tubercules disséminés.

Découvre-t-on toujours la porte d'entrée du gaz, la fistule du poumon ou des organes voisins de la plèvre dont la perforation a créé le pneumothorax?

C'est une question à laquelle n'hésitaient pas à répondre négativement les auteurs du commencement du siècle. Ces médecins admettaient à l'état normal, entre les 2 feuillets de la plèvre, l'existence d'une petite quantité de *fluide aériforme*, sorti, comme le disait Laënnec sur la foi de l'anatomiste Ribes, des *vaisseaux exhalans de la plèvre*. Le développement exagéré de ce fluide constituait le pneumothorax dit spontané. Et comme il s'agissait là d'un gaz animalisé, peu propre à « affecter désagréablement la sensibilité organique de la plèvre », ce pneumothorax pouvait persister à l'état de pureté, sans pleurésie concomitante. A plus forte raison, quand il y avait épanchement liquide préalable, les gaz se dégageaient-ils librement.

Donc l'existence du pneumothorax *simple* [1], *idiopathique, essentiel*, sans rupture pulmonaire était admise sans conteste quand, en 1862, Béhier dans ses cliniques, Proust dans sa thèse, soumettant les observations des auteurs à une critique sévère, s'élevèrent contre l'hypothèse de l'exhalation gazeuse primitive de la plèvre. Béhier pensait même que le liquide pleural ne pouvait se décomposer et fournir des gaz sans être en contact avec l'atmosphère.

Il est évident néanmoins que la décomposition putride d'un épanchement purulent peut, dans la plèvre comme dans toute cavité close (séreuse, kyste, etc.), donner naissance à des gaz, mais le fait est exceptionnel.

D'autre part un épanchement liquide ponctionné, la pression étant diminuée par ce fait, peut laisser dégager des gaz. C'est par ce mécanisme que serait survenu le pneumothorax dans deux cas où Bucquoy venait de pratiquer la thoracentèse. D'après G. Sée, la chose doit s'observer surtout si le poumon, étant définitivement rétracté ou retenu par des adhérences, ne peut venir prendre la place du liquide soustrait à la poitrine.

---

1. Pour éviter toute confusion je dois déclarer ici que quand il m'arrivera d'employer le terme de pneumothorax *simple*, ce ne sera pas dans le sens qu'a donné Laënnec à ce mot, mais pour désigner seulement le pneumothorax pur, sans liquide. Il ne sera guère question dans ce livre que du pneumothorax *par perforation*.

Mais, dans ces cas mêmes, ne serait-il pas possible de constater une fistule? Le poumon n'aurait-il pas cédé sur un point comme on l'a démontré dans des cas où l'emphysème vicariant consécutif à la pleurésie a favorisé la rupture?

Assurément le pneumothorax sans perforation doit être tenu pour rare. Avant de l'admettre à l'autopsie il faut rechercher minutieusement la solution de continuité des organes.

Il faut se rappeler aussi que le pneumothorax n'est pas toujours *ouvert* jusqu'à l'heure de la mort; il peut être *fermé*, et alors on constatera à l'autopsie, au lieu d'une fistule ouverte, une cicatrice ou un amas de fausses membranes oblitérantes.

Voilà donc le pneumothorax réalisé. J'ai étudié les conditions mécaniques indispensables à sa production.

Quels troubles la réplétion gazeuse de la plèvre va-t-elle déterminer dans l'organisme? C'est ce que je rechercherai au chapitre des symptômes.

Je rappellerai seulement ici ce qu'on observe chez les animaux.

Les *désordres du rythme respiratoire* ont été étudiés récemment dans le pneumothorax expérimental par Gilbert et Roger [1]. Au moment même où le pneumothorax se produit, le tracé régulier de l'inspiration est remplacé par une ligne à petites ou grandes ondulations, à tendance ascensionnelle excessive, qui montre une expansion inspiratoire extraordinaire de la poitrine. Cette dilatation inspiratrice cède d'ailleurs brusquement et dès lors la respiration acquiert une grande régularité.

---

1. *Revue de médecine,* déc. 1891.

Quant le pneumothorax est fermé, la respiration se ralentit par rapport à la normale, l'amplitude respiratoire restant au-dessus de la normale, moindre cependant que dans le pneumothorax ouvert.

Quant le pneumothorax est ouvert, la respiration s'accélère et acquiert une amplitude anormale.

Les résultats de Rodet et Pourrat[1] se rapprochent sensiblement des précédents.

Les deux mémoires traitent en même temps des *désordres de la circulation* chez les animaux soumis aux expériences. Au moment où l'air pénètre dans la plèvre la pression sanguine s'abaisse, d'après Gilbert et Roger, les contractions du cœur deviennent plus rares et plus amples ; au contraire, d'après Rodet et Pourrat, le cœur s'accélère d'abord, puis, l'ouverture pleurale étant maintenue, le cœur se ralentit pour cesser de battre un peu avant le moment où les mouvements respiratoires s'arrêtent.

II

Comment le pneumothorax se guérit.

La guérison du pneumothorax peut être *apparente* ou *réelle*.

Elle n'est qu'*apparente* dans les cas où le liquide qui s'est accumulé dans les parties déclives de la cavité pleurale remonte jusqu'au niveau d'une fistule broncho-pleurale située très haut, chasse ainsi la presque totalité de l'air et réduit par conséquent à très peu de chose la cavité qui contient cet air.

---

1. *Soc. de biologie*, 1892.

Elle n'est qu'apparente quand la collection liquide est devenue assez importante pour produire une compression efficace sur une fistule broncho-pleurale indirecte ou oblique et interdire à l'air, par ce procédé, l'accès de la plèvre (Perrachon).

Je dis qu'elle n'est pas réelle dans ces cas puisque, le jour où l'on évacuerait l'épanchement liquide, l'air devrait se précipiter de nouveau dans la cavité pleurale ; le pneumothorax serait reconstitué. Or, un pneumothorax ne doit être considéré comme guéri que si la cavité pleurale est devenue définitivement inaccessible à l'air.

Il est bien difficile d'accepter que, sous l'influence de l'ascension progressive du liquide épanché, l'air puisse être chassé de la plèvre sans espoir de retour (Rouanet).

Assurément il y a un argument à fournir en faveur d'un pareil processus de guérison, c'est l'existence des vomiques d'origine pleurale qui se produisent sans être suivies de pneumothorax. On doit imaginer là une disposition spéciale du trajet fistuleux qui permette la sortie du liquide sans admettre l'entrée de l'air ; c'est exactement l'inverse de ce qui s'effectue dans le pneumothorax à soupape où l'air s'accumule dans la plèvre pendant l'inspiration sans pouvoir en sortir pendant l'expiration. Mais cette disposition est-elle réalisée par le pneumothorax de cause pulmonaire comme elle peut l'être par la vomique ? La chose me paraît douteuse. Acoup sûr si le fait se réalise ce n'est qu'à titre d'exception rare.

Si le refoulement progressif de l'air épanché, qui bat en retraite à travers la *fistule béante*, doit amener la guérison *réelle*, on comprend mieux qu'au lieu d'être réalisé par l'ascension de la masse liquide il soit le résultat de la pleurésie adhésive.

La *pleurésie adhésive*, débutant sur un point éloigné de la fistule, triomphant peu à peu de la rétractilité pulmonaire et de la rigidité de la paroi thoracique, marchant lentement à la rencontre de l'orifice béant, peut provoquer une symphyse pleurale d'abord partielle puis totale. Ce processus est celui qui aboutit à la guérison de l'empyème après la thoracotomie : l'air est chassé d'une cavité dont la capacité diminue tous les jours, qui, après avoir contenu une grande quantité de liquide, n'admet plus qu'un tube à drainage, et, en fin de compte, est réduite à néant. Mais quand la fistule, au lieu d'être sous la main du chirurgien, se trouve dans le poumon, il est bien difficile de savoir comment elle se comportera. D'autre part le travail d'adhésion des feuillets pleuraux est fort contrarié par la persistance souvent irrémédiable des collections liquides et leur reproduction incessante après les ponctions (nous verrons comment les épanchements qui favoriseront l'occlusion de la plaie contribueront au contraire à la guérison du pneumothorax).

Donc je puis dire que le refoulement de l'air à travers l'orifice béant détermine rarement la guérison vraie du pneumothorax. Beaucoup plus souvent celle-ci est réalisée par la fermeture de l'orifice pulmonaire précédant l'élimination de l'air épanché. C'est ce que je vais examiner.

L'occlusion de la déchirure pulmonaire peut être provoquée soit par un travail de cicatrisation, soit par un amas pseudo-membraneux.

A. Oblitération par cicatrice. — La cicatrisation de la

plaie pulmonaire est assurément le processus de guérison le plus favorable et le plus sûr ; c'est celui de certains pneumothorax traumatiques, c'est celui du pneumothorax pur, sans liquide, même chez les phtisiques.

Plusieurs auteurs ont décrit les cicatrices consécutives à la guérison du pneumothorax.

Beau et Bricheteau (1834), Chalmers (1852) rapportent des cas d'hydropneumothorax tuberculeux avec cicatrice pulmonaire vue à l'autopsie.

Je pourrais multiplier les citations. Mais ces faits suffisent. Si les perforations tuberculeuses se cicatrisent, à plus forte raison celles qui sont dues à des lésions peu importantes (l'emphysème par exemple) doivent-elles se réparer.

Et la guérison de la plaie pulmonaire n'est pas difficile à comprendre. Le poumon peu altéré, libre d'adhérences, comme nous l'avons admis, s'est rétracté. D'abord ce fait seul est une cause de réduction des dimensions de la plaie. Ensuite l'organe cesse de fonctionner, il ne se dilate plus dans l'inspiration, il reste immobile : condition favorable à la guérison de la plaie. La circulation sanguine est ralentie dans les parois alvéolaires, puisque l'hématose ne s'exerce plus, mais elle est encore assez active pour suffire largement à la nutrition de l'organe et fournir même à la plaie d'abondants matériaux de réparation. Donc la cicatrisation est possible.

B. Oblitération par les fausses membranes pleurales. — Quand la pénétration de l'air a déterminé dans la plèvre une réaction inflammatoire que vient augmenter encore le déversement des sécrétions purulentes, comme cela arrive chez les tuberculeux, les exsudats tapissent les parois pleurales tandis que la sérosité ou le pus s'accumulent dans les parties déclives. Woillez (1853) a démontré que la pleurésie favorisait l'obturation de la fistule. Biermer, dans un travail sur les pneumothorax curables (1861), a montré la guérison survenant par l'effet de la pleurésie. Béhier insistait aussi sur la nécessité de la pleurésie. Rilliet et Barthez ont trouvé souvent la fistule pleuro-bronchique fermée par des adhérences épaisses quand la maladie s'était prolongée longtemps.

Les fausses membranes constituent-elles une barrière bien solide dès les premiers temps? Il nous est permis d'en douter.

Du reste elles font défaut dans de nombreux cas. L'entrée de l'air dans la plèvre, en effet, n'est pas nécessairement suivie de pleurésie. On voit, en lisant les observations, que l'irritation pleurale manque souvent, que le pneumothorax peut guérir sans qu'il ait été possible de constater à aucun moment ni matité à la base ni frottement. C'est qu'en effet le poumon est un excellent filtre. L'air contenu dans les alvéoles ne renferme pas de microbes : il doit être inhabile à susciter une phlegmasie. Que si le torrent gazeux entraîne dans la plèvre des agents septiques, c'est que, traversant des voies largement ouvertes, il a su se soustraire à la filtration pulmonaire.

J'ai dit que Laënnec attribuait cette absence de réaction inflammatoire aux qualités du *fluide aériforme sorti des vaisseaux exhalans de la plèvre*. Laënnec a même été plus loin : il a ajouté que l'introduction de l'air par une caverne tuberculeuse ne produisait peut-être pas toujours une pleurésie très intense. Si le fait est vrai (et j'en fournirai la preuve pour les phtisiques, à plus forte raison devrons-nous l'admettre chez les sujets non tuberculeux.

Chez les malades qui guériront de leur pneumothorax, il aura donc fallu compter, non sur les fausses membranes, mais bien sur une cicatrisation efficace pour oblitérer la fistule pleuro-bronchique.

Quand l'ouverture pulmonaire est oblitérée, soit par une cicatrice, soit par une fausse membrane, soit par l'une et l'autre à la fois, l'air contenu dans la plèvre cesse de communiquer avec celui que contiennent les bronches et par conséquent avec l'air extérieur.

Que se passe-t-il dès lors dans la cavité pleurale ?

Pour le savoir, il faut étudier deux choses : d'abord la nature des gaz contenus dans la plèvre (je n'envisage ici que l'air venu des bronches ou pénétrant par une plaie de la paroi ; je laisse de côté les gaz résultant de la putréfaction des liquides pleuraux et ceux qui proviennent d'autres sources, les voies digestives par exemple) ; ensuite l'état de ces gaz.

A. La composition des gaz contenus dans la plèvre doit différer en toute circonstance de celle de l'air atmosphérique puisque avant d'y pénétrer l'air se mélange aux exhalations du poumon. Il résulte de ce mélange une addition d'acide carbonique dont l'importance variera suivant les cas.

Davy (1824) avait fixé les chiffres suivants :

> Azote. . . . . 80 à 92 $^o/_o$.
> Acide carbonique . . 6 à 16 $^o/_o$.
> Oxygène. . . . . 2,5 $^o/_o$ au plus.

Martin Solon (1836) constatait, dans un cas, plus de 16 $^o/_o$ d'acide carbonique.

Demarquay et Leconte (1863) ont admis que, dans les cas où la collection gazeuse communiquait mal avec l'air extérieur, l'analyse devait y révéler une proportion d'oxygène progressivement décroissante.

Voici comment Demarquay s'exprima plus tard en rendant compte d'expériences faites sur les chiens : « Il se passe dans la plèvre des phénomènes d'absorption et d'exhalation gazeuses qui changent notablement la composition du mélange des gaz qui constituent l'air. L'oxygène diminue graduellement, si bien qu'il finit par disparaître complètement. Il est remplacé par une quantité non pas correspondante, mais approximativement équivalente d'acide carbonique. L'azote subit également une augmentation plus ou moins sensible ; il s'est produit ainsi un nouveau mélange plus absorbable que le précédent ; les phénomènes d'absorption et d'exhalation continuent, amenant sans cesse la formation de mélanges gazeux de plus en plus absorbables et aboutissant enfin à une résorption complète. »

Ewald considéra l'occlusion du pneumothorax comme un facteur d'augmentation de l'acide carbonique : la fistule étant largement ouverte, on devait trouver moins de 5 % de CO_2 ; était-elle fermée, la proportion de CO_2 s'élevait à 10 %.

Hoppe-Seyler a trouvé, dans un cas de pneumothorax tuberculeux largement ouvert, les proportions suivantes :

CO_2.	5,6 à 7,9
Azote.	80,4 à 92,1
Oxygène	0 à 14,1

Le même auteur a constaté une proportion d'oxygène très faible et beaucoup de CO_2 dans un pyopneumothorax fermé, 5 jours après la thoracentèse :

CO_2 20,4
Azote. 79,3
Oxygène 0,3

Senator pense que les exsudats qui recouvrent la paroi pleurale s'opposent à la résorption des gaz : cette opinion sera confirmée, comme on le verra, par l'observation clinique. Les guérisons rapides sont celles qui s'effectuent sans irritation pleurale.

B. L'état de tension des gaz est important à connaître puisque son appréciation doit nous guider dans le traitement du pneumothorax par la ponction.

Or rien n'est plus difficile à fixer. Je n'en veux pour preuve que les variations des auteurs sur cette question. Béhier n'admettait pas que l'air contenu dans la plèvre pût être à un degré de tension supérieur à celui de l'atmosphère. On comprend que cette pression soit égale à la pression atmosphérique quand l'ouverture est large. Mais il peut se faire aussi que, grâce à la soupape dont j'ai parlé, l'air entre et ne puisse sortir. De là l'exagération de la tension intra-pleurale admise, malgré l'opposition de Béhier, par la plupart des auteurs.

Weil a soutenu, à la suite de ses expériences, que dans le pneumothorax *fermé*, la tension des gaz était d'habitude supérieure à celle de l'air atmosphérique. Si cela est vrai, comment se fait-il que le pneumothorax puisse jamais guérir ? N'arrivera-t-il pas nécessairement une heure où, la résorption de l'air s'effectuant progressivement, la tension de cet air sera inférieure à la pression atmosphérique ? Ou faut-il admettre qu'il y ait toujours, dans un nid progressivement rétréci, une petite collection gazeuse prête à faire explosion ?

Nous regrettons ces obscurités, car il serait fort

utile d'appliquer, ainsi que l'a voulu Weil, les notions de l'expérimentation à la clinique et de mettre à profit, pour le diagnostic précis du pneumothorax, l'étude de la composition chimique et de la tension des gaz intra-pleuraux.

CHAPITRE II

ANATOMIE PATHOLOGIQUE

Il est facile de mettre en évidence, sur le cadavre, l'existence du pneumothorax. On peut :

1º Plonger un trocart dans la plèvre et écouter le sifflement de l'air qui s'échappe ;

2º Pratiquer la ponction à l'aide d'un trocart auquel s'adapte un tuyau en caoutchouc qui plonge dans un vase plein d'eau et d'où l'on verra sortir les bulles d'air ;

3º Faire une boutonnière à la peau au niveau d'un espace intercostal et créer, au-dessus des muscles, une sorte de petite cupule, qu'on remplira d'eau ; le bistouri étant plongé au centre de cette cupule, on verra s'échapper les bulles d'air avec un gargouillement caractéristique.

En ouvrant la cavité thoracique on voit, dans les cas de traumatismes, les côtes fracturées, les parties molles lésées, le poumon dilacéré, etc. Dans les autres cas, les espaces intercostaux sont simplement élargis.

La surface de la plèvre peut n'être pas enflammée dans le pneumothorax pur, l'air n'ayant pas par lui-même d'action irritante ; le plus souvent il y a, à l'autopsie, des dépôts fibrineux, des membranes d'épaisseur variable, des lambeaux flottants, des brides.

La cavité est souvent divisée en plusieurs loges, en plusieurs aréoles, par des cloisons limitantes, si bien que le pneumothorax n'occupe pas la totalité de la plèvre. Les pneumothorax anciens (Jaccoud a insisté sur le fait) sont plus souvent partiels que totaux. On distingue les variétés supérieure, antérieure, inférieure, interlobaire, médiastine.

A côté d'une cavité ouverte à l'air, on trouve parfois une ou plusieurs loges indépendantes, ne contenant que du liquide.

Le *poumon* est comprimé, ratatiné, réduit à un moignon informe. Quand le pneumothorax est total, ancien, et que le revêtement pleural est épais, l'insufflation ne parvient pas à lui rendre ses dimensions primitives. Il est non seulement atélectasié, mais carnifié.

Dans les pneumothorax partiels, il y a une partie de l'organe fixée à la paroi.

La *perforation* n'est pas toujours facile à trouver. Pour la découvrir il est souvent nécessaire d'insuffler par la trachée le poumon plongé dans l'eau. Elle est fréquemment dissimulée sous des fausses membranes.

La *soupape* peut être produite, au niveau de l'orifice pulmonaire, par une disposition spéciale de ces fausses membranes : une sorte de repli formant valvule. Cette disposition mérite d'être étudiée, car elle crée une variété particulière d'épanchement gazeux : l'air s'accumule pendant l'inspiration ; grâce à l'ouverture de la valvule il ne peut être chassé par l'expiration. Il existe donc là sous une pression considérable.

Les fistules pleuro-pulmonaires, dans la tuberculose notamment, sont souvent multiples. West en a compté 4 dans un cas, 6 dans un autre.

Elles siègent le plus souvent, d'après Béhier, au niveau

des 3e et 4e côtes. La plupart des auteurs les localisent dans le lobe supérieur, non pas au sommet du lobe, généralement fixé à la paroi par des adhérences solides (puisque les lésions y sont anciennes), mais à la base, ou à la région moyenne. West confirme les résultats de Walsh et de Weil qui localisent la fistule, dans les 2/3 des cas, à la portion médio-latérale du lobe supérieur. G. Sée la place entre le bord antérieur du poumon gauche et la ligne axillaire.

Je n'insiste pas ici sur les lésions variées du poumon et des autres viscères qui ont présidé à la genèse du pneumothorax. On les trouvera décrites en leur lieu.

Les *gaz* contenus dans la plèvre ont été étudiés précédemment. Quand il y a décomposition putride du liquide, les gaz sont infects, grâce au mélange d'hydrogène sulfuré et de sulfhydrate d'ammoniaque.

Hoppe-Seyler a trouvé dans un cas de pneumothorax putride par abcès du poumon :

CO_2	49
Azote	29,6
Hydrogène	21,4
Oxygène	0

L'introduction de l'hydrogène serait due à un processus de réduction dans l'organisme par suppression de l'oxygène.

Le *liquide* épanché peut être hématique (traumatisme, rupture d'une artère comme dans le cas de gangrène pulmonaire de Cruveilhier), séreux, séro-purulent ou purulent.

Les qualités du liquide sont en rapport avec la nature des microbes qu'on y trouve.

Netter a démontré la présence des bacilles de Koch dans l'hydropneumothorax des tuberculeux. Le liquide purulent fourni par ces malades contient, en outre, d'autres microbes : pyogènes, saprogènes, etc.

Les déplacements des viscères thoraciques, spécialement du cœur, seront examinés au chapitre des symptômes.

Dans la cavité thoracique il y a une altération qui ne peut être appréciée sur le vivant, je veux parler de la déviation du médiastin. Les organes du médiastin sont parfois refoulés en même temps que le cœur ; mais leur déplacement a été signalé isolément, sans que le cœur fût déplacé lui-même. Je lis, par exemple, dans la relation d'une autopsie de pneumothorax droit, faite par Barrier, la phrase suivante : « Le médiastin a été refoulé à gauche, surtout à sa partie inférieure, derrière le cœur, où la plèvre droite tapisse plus de la moitié droite de la face antérieure des vertèbres. Le cœur n'a pas été dévié. » Le sujet était un enfant de 1 an.

Quand on ouvre l'abdomen on trouve le foie abaissé si le pneumothorax est à droite, et la rate refoulée s'il est à gauche. Dans la belle observation de Meckel le foie avait subi une sorte de mouvement de bascule. C'était surtout la partie droite qui s'était trouvée abaissée.

Le diaphragme offre une convexité remarquable tournée du côté de la cavité abdominale.

TROISIÈME PARTIE

CHAPITRE PREMIER

CAUSES

On trouve encore dans plusieurs traités classiques le pneumothorax *idiopathique* ou *essentiel*, placé en regard du *symptomatique*. Le premier est si rare qu'il ne paraît pas mériter l'honneur d'être mis en vedette. Je n'aurai donc en vue ici que le pneumothorax *par perforation*, c'est-à-dire symptomatique.

Je pourrais encore mettre d'un côté, à l'exemple de certains auteurs, les pneumothorax *chirurgicaux* et de l'autre les pneumothorax *médicaux*.

Mais cette classification a des inconvénients ; en effet, il y a des cas où le rôle du traumatisme est difficile à apprécier et que j'aurais peut-être de la peine à attribuer sans scrupule à l'une de ces catégories plutôt qu'à l'autre.

Je préfère donc me laisser guider, dans cette classification, par la préoccupation que nous avons toujours en présence d'un pneumothorax (à moins qu'il n'y ait un traumatisme bien évident) et qui nous conduit à rechercher, dans chaque cas, s'il y a ou non tuberculose.

Si donc il fallait absolument une division, je me déciderais à faire deux parts :

Celle des pneumothorax *tuberculeux*.

Celle des pneumothorax *non tuberculeux*.

La première serait la plus compréhensive.

Cela posé, je vais énumérer les causes.

La *tuberculose pulmonaire* mérite la place d'honneur dans l'étiologie du pneumothorax.

Itard avait parfaitement apprécié la chose quand il mettait en tête des conclusions de sa thèse inaugurale la phrase suivante : « Le pneumothorax est une affection de poitrine consécutive, qui se lie essentiellement à l'histoire de la phtisie pulmonaire. » Après Itard, Laënnec et ses successeurs ont proclamé de même le rôle prépondérant de la tuberculose dans la genèse du pneumothorax.

Je n'ai pas besoin d'insister sur cette vérité universellement reconnue.

Veut-on des chiffres ? Sur 130 cas de pneumothorax relevés dans la thèse de Saussier (1841), la tuberculose existe 81 fois (62,30 °/₀).

Sur 108 cas consignés sur les registres de l'hôpital général de Vienne, Biach trouve la tuberculose 91 fois (90 °/₀); et, dans la statistique très complète du même auteur (1880), faite à l'aide de documents puisés aux sources les plus diverses, sur 918 cas la tuberculose pulmonaire figure 715 fois, ce qui donne une proportion de 77,80 °/₀.

West, qui a recueilli les éléments de sa statistique à l'hôpital des poitrinaires de Londres, indique la proportion de 90 %.

On peut donc dire que, d'une façon générale, sur 100 cas de pneumothorax, la tuberculose devra être incriminée de 80 à 90 fois.

Si maintenant nous cherchons dans quelle mesure les phtisiques sont exposés à contracter la maladie qui nous occupe, nous trouvons dans les auteurs des indications moins concordantes.

Sur 58,741 phtisiques traités dans trois hôpitaux de Vienne, il n'y a eu, d'après Biach, que 433 cas de pneumothorax, ce qui donne une proportion de 0,737 %.

Le chiffre de King Chambers est plus élevé : 19 pneumothorax sur 503 phtisiques, soit 3,7 %.

West admet qu'un phtisique sur 20 meurt de pneumothorax (5 %). Lebert avait indiqué le même chiffre de 5 %.

Weil indique une proportion qui me semble trop élevée : d'après lui, sur 100 phtisiques, 13, succomberaient au pneumothorax.

Tous ces chiffres sont évidemment approximatifs. Mais peu importe. Retenons ceci : en présence d'un malade atteint de pneumothorax, il faudra toujours rechercher avec soin la tuberculose.

Par quels procédés la tuberculose peut-elle déterminer l'irruption de l'air dans la plèvre ?

Ayant l'intention de consacrer un chapitre spécial au pneumothorax des tuberculeux, je vais indiquer simplement ici les divers processus :

A. La rupture de tubercules isolés ramollis, ou d'amas tuberculeux ramollis, ou de cavernes tuberculeuses au niveau desquelles manque la pleurésie adhésive ;

B. La rupture de vésicules simplement emphysémateuses, l'emphysème pouvant survenir, chez les phtisiques, soit dans le poumon où siègent déjà les tubercules, soit dans le poumon du côté opposé ;

C. La rupture d'abcès pulmonaires non tuberculeux, succédant à la broncho-pneumonie chez des sujets qui portent d'autre part des tubercules ;

D. La rupture de foyers gangréneux ;

E. Les vomiques d'origine pleurale constituées soit par du pus, soit par de la sérosité (plus rarement) contenue dans la plèvre, le rejet étant favorisé par le ramollissement d'un foyer tuberculeux sous-pleural.

Les *traumatismes* peuvent déterminer le pneumothorax de plusieurs façons :

1° Par *plaie pénétrante simple*, intéressant seulement le feuillet pariétal de la plèvre et respectant le feuillet viscéral. Cette variété est rare en clinique. Elle a été produite chez les animaux par les expérimentateurs (Dolbeau, Smith, etc.), qui ont montré la difficulté qu'on éprouve à triompher de l'adhésion physiologique des deux feuillets pleuraux ;

2° Par *plaie pénétrante avec blessure du poumon*. Pour que l'air pénètre dans la cavité pleurale, il faut en général que le poumon soit blessé largement (par un instrument tranchant, par les côtes fracturées); les piqûres simples ne suffisent guère. Dans cette variété, le pneumothorax peut être remplacé (s'il y a des adhérences pleurales préalables) par l'emphysème sous-cutané, ou bien il coexiste avec l'emphysème sous-cutané ;

3° Par *fracture de côtes sans plaie de poitrine*. Les fragments acérés des côtes maintiennent d'habitude le poumon, le fixent à la paroi thoracique et s'opposent à sa rétraction. Aussi cette variété de pneumothorax est-elle rare. Plus fréquent est, dans ce genre de traumatisme, l'emphysème sous-cutané;

4° Par *contusion du thorax sans fracture de côtes et sans plaie de poitrine*. La rupture du poumon dans les écrasements de la poitrine, sans fracture de côtes et sans plaie, avait été signalée par Breschet, Murat, Boyer, Schuh. Mais c'est à Gosselin que revient le mérite d'en avoir établi nettement les symptômes et déterminé le mécanisme. Quand le feuillet pariétal de la plèvre ne participe pas à la déchirure du poumon, le pneumothorax fait défaut, l'emphysème sous-cutané peut se manifester. Quand ce feuillet est déchiré, l'air pénètre dans la cavité pleurale mêlé, d'habitude, à du sang; il y a pneumothorax et même *hémopneumothorax*. Ici encore l'emphysème sous-cutané peut coïncider avec l'hémopneumothorax.

La *thoracotomie* pratiquée pour guérir l'empyème a pour résultat l'irruption prévue de l'air dans la plèvre. L'irruption *imprévue* peut survenir quand la thoracotomie a pour but d'ouvrir les abcès du poumon, les foyers de gangrène pulmonaire, les kystes hydatiques du poumon, les kystes hydatiques de la convexité du foie qui ont envahi le thorax, les collections purulentes sous-diaphragmatiques refoulées également dans la poitrine; si le chirurgien ne rencontre pas les adhérences pleurales sur lesquelles il avait le droit de compter, il crée artificiellement le pneumothorax.

De même dans le traitement chirurgical des cavernes tuberculeuses du poumon, combiné par Sonnenburg (1891) avec la cure de Koch, le pneumothorax est venu aggraver parfois la situation des opérés. Kurz (1891), en incisant la paroi au niveau d'une caverne, a donné ainsi à l'air l'accès de la plèvre ; le pneumothorax n'a duré que six jours et le succès de l'opération ne s'est pas trouvé compromis.

La *thoracentèse* peut susciter le pneumothorax de 4 manières :

A. Manœuvre maladroite permettant à l'air de pénétrer par le trocart au moment de l'inspiration ;

B. Piqûre du poumon par l'aiguille du trocart ;

C. Mise en liberté des gaz que renferme le liquide, sous l'influence de la décompression, le poumon retenu par des adhérences ne reprenant pas la place du liquide évacué ; telle est l'interprétation que Bucquoy a donnée pour expliquer le pneumothorax dans deux cas où d'ailleurs les gaz se sont résorbés rapidement ;

D. Rupture de vésicules emphysémateuses ou de tubercules ramollis, ou de la cicatrice trop fragile d'une plaie pulmonaire chez un sujet dont le pneumothorax a été remplacé par un hydrothorax ; dans ces cas l'air a pénétré trop brusquement dans le poumon décomprimé et a forcé un point faible.

La *trachéotomie* détermine souvent chez les enfants l'emphysème sous-cutané, rarement le pneumothorax. Ce dernier n'existe jamais seul à la suite de la trachéotomie, il est toujours associé à l'emphysème.

Champneys, dans 27 autopsies d'enfants trachéotomisés, n'a pas constaté une seule fois le pneumothorax.

Angel Money, dans 28 autopsies d'enfants trachéotomisés dont la plupart avaient subi les manœuvres de la respiration artificielle, a vu 16 fois l'emphysème ;

deux fois il était associé au pneumothorax. Wilks et Moxon citent deux cas semblables. J. Schwalbe (1891) relate un cas où la trachéotomie fut suivie de pneumothorax à droite et d'emphysème sous-cutané. Ce sont des faits rares.

Le pneumothorax par *effort* existe-t-il ? Nous voyons, dans un grand nombre d'observations, la rupture pulmonaire s'effectuer à la suite d'un effort ; mais on peut toujours se demander s'il n'y avait pas dans le poumon un lieu de résistance amoindrie (tubercule ramolli ou vésicule emphysémateuse) prêt à céder à la première occasion. Dans les autopsies, nous trouvons toujours la mention de vésicules distendues, souvent d'emphysème sous-pleural. Comme beaucoup de sujets guérissent, le mécanisme de la rupture reste fréquemment inexpliqué.

Si l'effort suffisait à lui seul pour faire naître le pneumothorax, cette maladie serait vraisemblablement plus fréquente ; on la trouverait, par exemple, à la suite de l'*accouchement*. Or, chose remarquable, jamais les accoucheurs ne l'ont signalée chez les parturientes. A ce point de vue il est intéressant d'opposer le pneumothorax à l'emphysème sous-cutané qui survient parfois dans l'accouchement.

Les efforts de la défécation n'ont pas davantage suscité le pneumothorax.

Ceux du *vomissement* l'ont favorisé dans un cas de Barrier, mais peut-on dire qu'ils l'aient provoqué ? Il s'agissait d'un enfant de 3 ans atteint de pneumonie lobulaire (affection qui se complique parfois, comme on le verra, de pneumothorax) ; on lui administra un vomitif qui produisit les résultats désirés ; le lendemain on constata tous les signes du pneumothorax à droite.

Dans la *coqueluche*, comme à la suite de la trachéotomie chez les enfants, l'emphysème sous-cutané est fréquent, le pneumothorax est exceptionnel. C'est à titre d'exceptions que je citerai plus loin les 3 faits de Baron, Gelmo et Rendu,

L'*emphysème des résiculespulmonaires* me paraît avoir, dans la pathogénie du pneumothorax, un rôle plus important que ne l'admettent en général les auteurs.

Dans les statistiques, le nombre des pneumothorax attribués à l'emphysème est extrèmement restreint. Saussier indique 5 cas sur 130, c'est-à-dire 3,80 °/o. Biach ne trouve l'emphysème que 7 fois sur 918 cas, c'est-à-dire moins de 1 °/o.

Je ne puis m'empêcher de penser que ces chiffres sont trop faibles.

Et je m'étonnerais plus encore des résultats d'une autre statistique de Biach, qui n'a trouvé qu'un cas de pneumothorax sur 2,710 emphysémateux, si je ne savais que cette statistique a été faite à l'aide de cas relevés sur les registres de l'hôpital général de Vienne. Or, des registres d'hôpital ne peuvent trahir tous les cas d'emphysème pulmonaire ; ils ne peuvent mentionner que les emphysémateux reconnus tels de par l'examen clinique, ceux qui ont des lésions d'emphysème très étendues, les *grands emphysémateux* en un mot.

Mais à côté de ces sujets il y en a d'autres chez qui l'emphysème est rarement diagnostiqué parce qu'ils n'ont que des lésions restreintes, peu étendues ; ces sujets-là ne figureront pas à titre d'emphysémateux sur des registres d'hôpital. Ce sont les *emphysémateux latents*.

Il y a enfin les *emphysémateux d'occasion*, ceux qui ne contractent l'emphysème qu'à propos d'autres altérations plus importantes : lésions diverses du poumon (tuberculose, broncho-pneumonie, etc.), ou même de la plèvre (pleurésie). Chez ces sujets l'emphysème vicariant siège soit du côté des lésions existantes, soit dans le poumon du côté opposé. ·

Eh bien! chez ces deux dernières variétés d'individus, l'emphysème peut avoir une importance considérable au point de vue de l'accident qui nous occupe. Je dis même que cet emphysème partiel, limité, crée plus souvent le pneumothorax que l'emphysème généralisé ou très étendu.

Je reviendrai d'ailleurs sur cette question.

L'*emphysème interlobulaire et sous-pleural* complique l'emphysème vésiculaire. Il peut servir d'intermédiaire entre la lésion des vésicules et le pneumothorax. J'ai étudié son rôle au chapitre de la physiologie pathologique.

La *pneumonie lobaire* et la *pneumonie lobulaire* (broncho-pneumonie) ont été incriminées dans un certain nombre de cas. Elles peuvent se compliquer de pneumothorax soit par rupture de vésicules emphysémateuses (emphysème vicariant), soit par rupture d'abcès ou de foyers gangréneux. J'étudierai ces cas dans un chapitre spécial.

La *gangrène du poumon* figure 7 fois dans le relevé de Saussier (130 cas) et 65 fois dans celui de Biach (918 cas). Elle doit donc être considérée comme un facteur très important dans l'étiologie du pneumothorax.

On sait qu'elle imprime un cachet de gravité particulière à la maladie.

Les *abcès du poumon*, tels qu'ils résultent de la pneumonie ou des grandes infections (pyémie, septicémie puerpérale), sont au nombre de 10 dans la statistique de Biach.

Le *ramollissement des infarctus pulmonaires* a été inscrit dans la même statistique 4 fois (Rokitansky, Lebert, Biermer, Ritter); dans deux cas c'était au cours de la fièvre typhoïde.

Le *cancer du poumon* est une cause rare de pneumothorax.

Les *kystes hydatiques du poumon* produisent le pneumothorax quand ils s'ouvrent à la fois dans la plèvre et dans les bronches. Ils sont fréquents dans certains pays, l'Australie par exemple, mais rares en Europe; aussi ne les trouve-t-on pas souvent signalés. Biach n'en cite qu'un seul. Je connais cependant le fait de Williams (1828), ceux de Fouquier, de Mercier, etc.

La *syphilis du poumon* n'avait pas été incriminée avant la publication du beau cas de Sevestre (*Revue des maladies de l'enfance*, 1891). Le fait se rapporte à une fillette de 22 mois qui succomba en quelques jours et qui offrit, à l'autopsie, une gomme *probable* de la base du poumon gauche.

L'*anthracose du poumon* n'a pas été signalée comme cause de pneumothorax; elle existait à côté de l'anthracose pleurale et de l'atrophie pleurale chez un sujet autopsié par Zahn (emphysème et bronchite chronique).

La *dilatation des bronches* figure 10 fois dans la statistique de Biach. Les observations ont été fournies par Mohr (deux fois), Taylor, Oppolzer, Hotte, Weninger, Lebert, Biermer, Rheder.

Les *corps étrangers des bronches* et les *broncholithes* (Poulalion) ont pu être incriminés.

La *suppuration des ganglions bronchiques* est une cause rare.

La *pleurésie purulente* est une des causes les plus fréquentes. Saussier la trouve 24 fois sur 130 cas. Biach donne un chiffre relativement plus faible : 45 fois sur 918 cas.

On sait que l'empyème peut s'ouvrir spontanément à la paroi thoracique quand il n'est pas évacué par le chirurgien. Plus souvent il se fraie une route du côté des bronches : il y a donc alors perforation du poumon de dehors en dedans, contrairement à ce que nous avons vu dans la série des affections broncho-pulmonaires où la perforation s'effectuait de dedans en dehors. La *vomique* est une complication fréquente de la pleurésie purulente ; elle n'est pas toujours suivie de pneumothorax : la disposition de la fistule broncho-pleurale, en effet, est souvent telle qu'elle permette la sortie du liquide sans admettre l'entrée de l'air dans la plèvre. Cela surtout dans les pleurésies partielles : diaphragmatique, interlobaire.

D'autre part on a admis que les collections purulentes de la plèvre étaient susceptibles de subir la décomposition putride aboutissant à la formation de gaz sans perforation du poumon.

La *pleurésie séreuse*, au contraire, se complique rarement de pneumothorax. Quand elle le fait, c'est par l'intermédiaire de la rupture d'un tubercule pleural ramolli (vomique séreuse), ou par rupture d'un foyer pulmonaire également tuberculeux (perforation de dedans en dehors), ou encore par la rupture de vésicules emphysémateuses. Le pneumothorax peut être, dans ce dernier cas, du côté opposé à celui où se manifeste parfois l'emphysème vicariant.

Les *lesions de l'œsophage* qui peuvent déterminer le pneumothorax sont les ulcérations consécutives à l'élimination d'eschares produites par les caustiques, les cancers ulcérés, les perforations causées par le cathétérisme dirigé contre les rétrécissements ou par les corps étrangers (cas de Busch).

On connaît le cas célèbre de Boerhaave qui assista à la rupture de l'œsophage et des plèvres chez le baron de Wassenauer, grand amiral de Hollande, et trouva à l'autopsie, dans les deux cavités pleurales, une grande quantité d'air et 104 onces de liquide.

Les *lésions non traumatiques de la paroi thoracique* que j'ai à signaler sont la carie costale, la carie du sternum, les abcès du sein.

Parmi les *lésions des viscères abdominaux* la première place doit être réservée à l'*ulcère simple de l'estomac* qui fait communiquer la cavité gastrique avec la plèvre droite ou gauche. On comprend qu'alors le gaz qui envahit la plèvre provienne des voies digestives ; il ne se mélange à l'air que si la collection pleurale s'ouvre secondairement dans les bronches.

Quand l'ulcère de l'estomac aboutit à l'ouverture de la plèvre, c'est souvent par l'intermédiaire d'un abcès sous-phrénique à contenu gazeux, c'est-à-dire du *pyopneumothorax sous-diaphragmatique* ou *faux pyopneumothorax*.

Les abcès sous-phréniques peuvent résulter aussi de l'*ulcère du duodenum* et de l'*appendicite*.

Dans l'observation d'Eisenlohr (1877), un abcès situé entre le foie et le diaphragme (faux pyopneumothorax), communiquant avec la plèvre qui contenait des gaz et du pus (sans perforation pulmonaire), avait été causé par une appendicite suivie de pérityphlite.

La *pérityphlite*, signalée par Bamberger en 1864 comme cause de pneumothorax, a été incriminée dans cette maladie par Nothnagel, Vollert, etc.

Le *cancer de l'estomac* a été noté dans les cas de Cruveilhier et de Beau.

Les *abcès du foie*, les *kystes hydatiques du foie*, la *périnéphrite*, les *kystes hydatiques des reins*, les *kystes hydatiques de la rate* ne portent pas en eux-mêmes, comme les lésions du tube digestif qui préparent l'irruption des gaz, les éléments du pneumothorax. Pour faire naître cet accident, il faut qu'ils se mettent en communication avec le tube digestif ou que, s'étant ouverts dans la plèvre, ils provoquent secondairement l'ulcération des bronches. (Voir le cas de Béhier se rapportant à un abcès du foie. *Cliniques*, 1864.)

Quelle est l'influence de l'*âge?* L'énumération des causes fait prévoir que le pneumothorax va se manifester surtout à cette période de la vie où la tuberculose fait le plus grand nombre de victimes, c'est-à-dire de 20 à 30 ans. Nous avons vu, d'autre part, les adultes plus exposés que les enfants et les vieillards à contracter un pneumothorax par rupture de vésicules emphysémateuses. Enfin, c'est chez les adultes que les traumatismes sont le plus fréquemment observés.

Tout concourt donc à augmenter la fréquence du pneumothorax à la période moyenne de la vie. Le tableau de West est intéressant à ce point de vue : il montre la plus grande fréquence du pneumothorax existant à la période de plus grande mortalité des phtisiques, c'est-à-dire de 20 à 35 ans, ou plus exactement de 20 à 30 ans.

Voici ce tableau :

De	0 à 5 ans	. . . . . .	1 cas (âgé de 3 ans).	
De	5 à 10 —	. . . . . .	1 —	
De	10 à 15 —	. . . . . .	1 —	
De	15 à 20 —	. . . . .	13 —	
De	20 à 25 —	. . . . . .	33 —	⎫
De	25 à 30 —	. . . .	22 —	⎬ 55 cas.
De	30 à 35 —	. . . . .	15 —	⎭
De	35 à 40 —	. . . . . .	8 —	
De	40 à 50 —	. . . . . .	3 —	
De	50 à 60 —	. . . . . .	1 — (âgé de 60 ans).	

Total. . . . . . 98 cas.

L'influence du *sexe* est également considérable. Dans le tableau de West, sur 98 cas, il y a 23 femmes et 75 hommes, soit à peu près 1 femme pour 3 hommes. La fréquence comparative chez l'homme est facilement explicable, même en dehors des cas où l'effort et le traumatisme, qui lui appartiennent en propre, n'ont pas exercé leur influence.

Faut-il rechercher enfin *de quel côté* le pneumothorax se manifeste le plus volontiers? Sur 83 cas de West où le côté est signalé, nous trouvons 41 fois le côté droit, 42 fois le gauche. Il y a donc, d'après cet auteur, fréquence égale à droite et à gauche.

Sur 70 cas relevés par Andral (*Pathol. int.*, 1836), l'affection siégeait à gauche 41 fois, à droite 27 fois, des deux côtés 2 fois.

CHAPITRE II

SYMPTOMES

Le *début* du pneumothorax de cause interne est généralement *brusque* et *solennel*.

Une sensation de déchirement dans la poitrine, la notion de quelque chose qui éclate ou plus simplement une douleur vive au côté : voilà le pneumothorax qui se déclare !

Souvent la douleur est atroce, et, comme les mouvements l'exaspèrent, le malade se trouve dans une immobilité absolue. Il ne peut bouger ; suffoqué, il n'a plus la force de prononcer une seule parole. La détresse respiratoire a été telle chez certains sujets qu'on a vu la mort survenir en moins d'une heure.

Mais il ne faudrait pas s'attendre, dans tous les cas, à un coup de théâtre aussi saisissant.

Au lieu d'être brusque, le début est souvent *lent ;* voilà pourquoi le pneumothorax peut prendre rang parmi les maladies *latentes*. Cela arrive surtout chez des sujets déjà gravement atteints, chez ceux dont l'excitabilité pleurale est émoussée. Cela peut tenir à un état de résistance spéciale du parenchyme pulmonaire. Et vraiment on observe chez certains sujets une tolérance surprenante !

D'ailleurs la rupture du poumon n'est pas toujours assez large pour laisser passer l'air comme un torrent impétueux. C'est souvent un étroit orifice où l'air filtre lentement. Dès lors, le refoulement du poumon est progressif et l'équilibre respiratoire ne se trouve pas gravement troublé.

D'autre part, l'épanchement d'air peut s'effectuer en plusieurs temps ; tel fut le cas, par exemple, chez un enfant observé par Rilliet et Barthez, et qui eut, avant la maladie confirmée, une première atteinte légère.

Que si, au lieu d'envisager le pneumothorax total, nous considérons le pneumothorax partiel, attendons-nous à des accidents atténués. Dans le pneumothorax double, au contraire, la gravité des désordres se manifestera dès l'abord d'une façon éclatante.

La rupture est-elle due à des lésions extra-pulmonaires, à une vomique d'origine pleurale, par exemple, le début sera marqué par des incidents sur lesquels je n'ai pas besoin d'insister. De même s'il y a traumatisme.

Je me garderai de multiplier les détails.

La *douleur*, dans les cas à début brusque, est atroce, intolérable. Les malades se plaignent d'un *point de côté* qu'ils localisent en général au-dessous du mamelon, quelquefois plus bas ou plus en dehors. La souffrance, intense au début, s'atténue progressivement.

La *dyspnée* est, avec le point de côté, un symptôme de la première heure. Les malades accusent une sensation de barre qui leur comprime la poitrine, de poids qui les écrase ; ils étouffent, ils suffoquent, ils ont soif d'air. Aussi leur facies exprime-t-il l'*anxiété* la plus vive. Les yeux sont saillants, hagards. Une sueur froide couvre la face et la poitrine. Les ailes du nez

battent. La cyanose du nez et des lèvres s'accompagne
de refroidissement des extrémités. Les mouvements
respiratoires sont rapides et brefs. La parole est entre-
coupée; les malades évitent de répondre aux questions
qu'on leur pose.

L'*orthopnée* est l'exagération de la dyspnée. Elle se
manifeste quand le poumon du côté opposé au pneumothorax, déjà profondément lésé, est incapable de
suppléer son congénère.

Elle se manifeste surtout dans le pneumothorax
double.

La *toux* peut manquer. En général, elle existe,
sèche, fréquente, incessante même, très pénible pour
les malades.

La *voix* est souvent affaiblie, cassée. On a noté
l'aphonie.

L'*attitude* des malades dépend de l'intensité de la
dyspnée. En général, on les voit assis sur le lit, pen-
chés en avant, ou soutenus par des oreillers et la poitrine saillante, les coudes fixés en arrière pour fournir
un point d'appui aux muscles inspirateurs. Le décubitus dorsal est rarement possible au début; le décubitus
latéral ne peut s'effectuer que sur le côté malade, le
côté sain devant conserver toute sa liberté d'expansion.

Rien à dire spécialement de l'état de la langue, de
l'état gastrique, de la céphalalgie, de la courbature.

La *fièvre* n'existe que si le pneumothorax a été
précédé d'une phlegmasie (pneumonie par exemple),
ou s'il se complique à son tour soit d'une irritation
pleurale, soit d'une bronchite, soit d'un processus pulmonaire aigu.

Le *pouls* est généralement accéléré; cela dépend d'ailleurs de la gêne plus ou moins considérable qu'éprouve le cœur.

La *gêne de la circulation veineuse intrathoracique* (veine cave supérieure, tronc veineux brachio-céphalique) a été mise en évidence, dans un cas qui m'est personnel, par la dilatation du réseau veineux sous-cutané à la paroi thoracique du côté malade.

La *dilatation permanente* du côté malade, inscrite dans un grand nombre d'observations, n'a pas été admise par tous les auteurs. Castelnau et Béhier soutenaient qu'elle n'existait pas en réalité, qu'il y avait seulement absence de retrait, fixation de la poitrine dans l'attitude de l'inspiration, absence de mouvement expiratoire. La dilatation a été notée cependant dès le début de l'histoire du pneumothorax. Dans la seconde observation de sa thèse, Itard note que la cavité thoracique droite de son malade était plus développée qu'à l'état normal. Laënnec dit que l'inégalité des deux côtés de la poitrine pourrait donner quelque indice, mais elle n'a pas toujours lieu, et, dans quelques cas mêmes, *le côté affecté devient plus étroit que l'autre* par suite de l'absorption d'une partie du gaz ou du liquide épanché. « Si l'épanchement est abondant, ajoute-t-il, le côté affecté est plus volumineux que l'autre. » D'ailleurs la *mensuration*, pratiquée dans un grand nombre de cas, a donné un avantage de quelques centimètres au côté malade.

La dilatation peut exister non seulement du côté malade mais du côté opposé : c'est ce que prouve le fait de Gimbert où les vergetures se sont montrées secondairement du côté opposé au pneumothorax.

L'*effacement des saillies costales* est lié à la dilatation.

La dilatation manque dans les cas où la plèvre est

largement ouverte, parce qu'alors la tension du gaz inclus ne peut dépasser celle de l'air atmosphérique.

La *roussure*, localisée à certaines régions, est liée aux pneumothorax partiels. La voussure est observée souvent à la région sous-claviculaire.

L'*immobilité* de la paroi thoracique du côté malade a été signalée même par les auteurs qui n'admettaient pas la dilatation permanente.

La *déviation de la colonne vertébrale* a été vue, spécialement chez les enfants, comme conséquence du retrait de la paroi thoracique. C'est donc un phénomène tardif.

Le *tympanisme* (sonorité exagérée à la percussion) est un signe de la plus haute importance. Avant la découverte de l'auscultation, Bayle et Itard l'ont indiqué comme devant permettre de distinguer le pneumothorax des collections liquides de la plèvre, mais aussi comme une source d'erreur puisqu'il existe au niveau des grandes cavernes. Il ne faut pas confondre le tympanisme du pneumothorax avec la sonorité exagérée (bruit skodique) que fournit, sous la clavicule, le refoulement du poumon dans la pleurésie. D'ailleurs la confusion n'est à redouter que s'il y a pneumothorax partiel, car dans le pneumothorax total le tympanisme est perçu non seulement en avant, mais dans l'aisselle et en arrière.

Les limites de la région tympanisée sont importantes à fixer, car elles renseignent sur l'étendue du pneumothorax. Quand celui-ci siège à gauche, la zone sonore atteint parfois et dépasse même le sternum. Dans certains pneumothorax du côté droit, le cœur étant refoulé vers le gauche, on a constaté du tympanisme jusqu'au bord gauche du sternum.

La sonorité tympanique peut envahir la région hépatique, le foie étant abaissé. A gauche elle gagnera l'hypochondre et se continuera avec le tympanisme gastrique. La rate peut être déplacée, on l'a vu dans l'observation de Selle (1777).

La recherche du tympanisme est particulièrement facile chez les sujets amaigris.

Mais il peut faire défaut. Comment faut-il en expliquer l'absence?

Faut-il invoquer un excès de tension du gaz de la plèvre, comme cela arrive dans le pneumothorax à soupape?

Faut-il incriminer un épaississement anormal des parois pleurales sous l'influence des dépôts pseudomembraneux?

Dans une observation de Rilliet et Barthez, un enfant de trois ans, atteint de pneumothorax pur, présentait en arrière, quatre jours après le début, une diminution de la sonorité coïncidant avec le souffle amphorique et les autres symptômes. A partir du 6ᵉ jour, la percussion devint de plus en plus sonore. Pour expliquer une telle modification au cours de l'observation, ces auteurs supposent que l'épanchement d'air a été d'abord très considérable et la paroi thoracique très distendue, d'où la diminution de sonorité; plus tard, les gaz ayant diminué d'abondance, la paroi thoracique aurait été moins tendue : d'où la sonorité tympanique.

Skoda reconnaît que, plus la paroi thoracique est tendue par l'accumulation des gaz, et moins grande est la résonnance du côté affecté. Le son qui est tympanique avec une tension médiocre de la paroi, ajoute Roger qui accepte la doctrine de Skoda, ne l'est presque jamais si cette tension est excessive.

« Le tympanisme *grave*, écrit L. Faisans [1], est le signe
le plus habituel fourni par la percussion dans le pneumothorax. Mais il faut savoir que, quand l'épanchement
gazeux possède une très forte pression et que la
paroi thoracique est distendue à l'excès, *la tonalité
devient aiguë;* à un degré encore plus marqué, l'éléva-
tion de la tonalité atteint son maximum, mais en même
temps l'intensité du son diminue, si bien que l'on se
trouve en face d'une *submatité véritable* qui peut faire
commettre de grossières erreurs. »

Au point de vue pratique, retenons ceci : que le tympanisme peut manquer; qu'il peut, suivant les circonstances, grandir ou s'atténuer; qu'enfin les variations
de la sonorité sont susceptibles de nous renseigner sur
l'état de tension des gaz, la tendance à la résorption
ou à l'accumulation de l'air, la situation exacte du
poumon comprimé.

L'absence de vibrations vocales se place, au point de
vue de la valeur séméiologique, à côté du tympanisme.
Quand on applique la main sur la poitrine en avant ou
en arrière et qu'on invite le malade à parler, on note
l'abolition du frémissement caractéristique du côté
malade, les vibrations étant conservées du côté opposé
(à moins d'épanchement liquide concomitant ou de
pneumothorax double).

Les vibrations, au lieu d'être supprimées, peuvent
être simplement *affaiblies,* cela surtout dans les pneumothorax partiels.

Henschen d'Upsala soutient qu'en cas de communication très large du poumon avec la cavité pleurale

---

1. *Maladies des voies respiratoires*, 1892.

5

. le frémissement pectoral peut exister. Cette opinion me paraît difficile à défendre.

L'absence de murmure respiratoire à l'auscultation est le meilleur de tous les signes du pneumothorax; c'est le plus fidèle de tous. Quand il existe, quand la poitrine d'un côté est absolument silencieuse, il faut, sans hésitation, songer au pneumothorax.

Il n'y a pas de maladie qui puisse fournir ce symptôme avec une pareille netteté; dans la pleurésie, il est bien rare qu'on ne perçoive pas un souffle lointain; dans la compression des bronches par les tumeurs, on surprend presque toujours une propagation affaiblie du souffle bronchique; dans l'emphysème, il y a toujours un peu de bruit respiratoire.

Dans le pneumothorax, au contraire, le silence est complet; et alors, si l'on a constaté préalablement du tympanisme, il est inutile de chercher autre chose; le diagnostic est fait.

J'aurai toujours présent à l'esprit, pour ma part, un cas dont je parlerai plus loin, et qui, à ce point de vue, m'a paru tout à fait instructif : mon malade n'avait ni souffle amphorique, ni tintement métallique, mais j'avais constaté la sonorité exagérée et la suppression des vibrations vocales ; du même côté le silence, à l'auscultation, était complet; j'étais éclairé sur-le-champ.

D'ailleurs, Laënnec a bien indiqué que le véritable signe du pneumothorax se trouve dans la comparaison des résultats de l'auscultation et de la percussion. « Quand, du côté où la poitrine résonne le mieux, on n'entend *pas du tout* la respiration, on peut affirmer qu'il y a pneumothorax. »

Le silence respiratoire sera-t-il complet dans tout le côté de la poitrine où siège l'épanchement gazeux?

Laënnec rappelle que, comme dans la pleurésie , à moins que la compression du poumon ne soit *tout à fait extrême*, on entend encore un peu la respiration dans la partie du dos qui correspond à la racine de cet organe.

D'autre part, si le poumon est retenu par des adhérences partielles, si le pneumothorax n'est pas total, on trouvera au point correspondant un murmure vésiculaire généralement atténué. C'est ce qui arrivait chez le malade dont je viens de parler comme ayant été soumis à mon investigation personnelle.

Un auteur anglais, Smith, a admis que le poumon affaissé, tombé en collapsus à la suite de la pénétration de l'air dans la plèvre, n'était pas pour cela à l'abri de l'influence des mouvements respiratoires, surtout quand il y avait une plaie extérieure perméable. Il ne se dilaterait pas dans l'inspiration, mais dans les expirations forcées et brusques il serait envahi par l'air venant du *poumon sain* et subirait une expansion notable.

Si le fait était vrai, on pourrait, à la rigueur, percevoir près du hile un bruit expiratoire dans les conditions indiquées.

La propagation des bruits respiratoires du côté sain ne s'effectue pas à travers l'épanchement gazeux comme elle pourrait le faire à travers une masse solide. Il n'y a donc pas lieu de prévoir qu'elle gène l'observateur et qu'elle nuise à l'appréciation des résultats de l'auscultation.

Du côté opposé au pneumothorax la respiration est exagérée, puérile, puisque le poumon sain est obligé de suppléer son congénère.

Le *bourdonnement amphorique* est, dit Laënnec, le bruit que l'on détermine en soufflant dans une carafe ou dans une cruche : la toux, la respiration et la voix peuvent également le produire. Quelquefois l'une de ces actions produit le tintement métallique et l'autre le bourdonnement amphorique. « Les cas où la résonnance amphorique existe seule m'ont paru coïncider, ajoute-t-il, avec les circonstances suivantes : 1° lorsqu'il existe deux ou plusieurs communications fistuleuses entre la plèvre et les bronches ; 2° lorsque cette cavité est extrêmement vaste et ne contient qu'une très petite quantité de liquide. »

Ce terme de *bourdonnement amphorique* n'a pas été accepté généralement par les auteurs : il est tombé en désuétude. On décrit d'habitude la *respiration amphorique* (qu'on appelle encore *souffle amphorique* ou *souffle amphoro-métallique*) et, concurremment, la *voix amphorique* et la *toux amphorique*.

La respiration amphorique coïncide presque toujours avec le tintement métallique. Elle est d'une intensité variable, perçue généralement dans une grande étendue de la poitrine, du côté malade. Elle diminue d'intensité quand l'espace qui contient l'air se rétrécit, soit que le poumon reprenne sa place, soit que l'air se trouve chassé par du liquide.

Elle n'existe pas toujours aux deux temps de la respiration. Dans un cas de Rilliet et Barthez, elle ne s'entendait habituellement que pendant l'expiration ; mais quand on avait fait tousser le malade (un enfant de 3 ans), elle existait à l'inspiration et à l'expiration.

D'après Skoda, la persistance de la fistule bronchique n'est pas indispensable pour que la respiration amphorique soit perçue ; il suffit que la cavité de la plèvre ne soit séparée d'une bronche que par une lame pulmonaire peu épaisse, permettant la propagation des vibrations de l'air des bronches à l'air contenu dans la plèvre. Béhier a accepté cette manière de voir. D'ailleurs Laënnec avait remarqué déjà chez un opéré d'empyème, le bourdonnement amphorique (comme le tintement métallique) pouvant se produire sans qu'il y eût fistule bronchique, mais il considérait comme indispensable la communication avec l'air extérieur.

Au contraire Barth et Roger admettent la nécessité de la perforation du poumon dans la production des bruits amphoriques.

En lisant les observations on peut acquérir la certitude que le souffle amphorique existe chez des sujets dont la fistule pleuro-bronchique est certainement oblitérée. Point n'est besoin d'une communication avec les bronches puisque le phénomène est noté même dans le faux pneumothorax, quand la collection hydro-aérique est située au-dessous du diaphragme imperforé (pyo-pneumothorax sous-phrénique).

On sait du reste que le souffle amphorique se produit parfois dans la pleurésie.

Pour ce qui concerne la *voix amphorique*, Barth et Roger ne pensent pas que la communication avec les bronches soit aussi nécessaire qu'elle l'est pour le souffle amphorique. Ils ont remarqué en effet qu'en couvrant de papier le goulot d'une cruche et en parlant à proximité de ce diaphragme improvisé, ils provoquaient dans la cruche un retentissement métallique. Ils ne sont donc pas éloignés d'admettre pour la voix l'opinion de Skoda qu'ils repoussent quand il s'agit du souffle.

La *toux amphorique*, caractérisée par un retentissement métallique éclatant, peut être mise en évidence même dans les cas où la respiration et la voix amphoriques font défaut, la toux provoquant un ébranlement singulier des ondes sonores. Il faudra donc la rechercher avec soin dans les cas douteux.

Le *cri amphorique* pourrait être perçu chez les enfants indociles à défaut de respiration amphorique : c'est ce qui arrivait chez le petit malade de Rilliet et Barthez. On note parfois que la respiration amphorique s'exagère sous l'influence du cri.

Le *tintement métallique* est, écrit Laënnec, « un bruit parfaitement semblable à celui que rend une coupe de métal, de verre ou de porcelaine que l'on frappe légèrement avec une épingle ou dans laquelle on laisse tomber un grain de sable ». Voici la définition qu'en donnent Barth et Roger : « C'est un petit bruit éclatant, à timbre argentin, qui se produit dans l'intérieur de la poitrine quand le malade respire, parle ou tousse. »

Ce bruit est généralement unique ; il peut être multiple, comme si, au lieu d'un seul grain de plomb, plusieurs grains tombaient dans une coupe d'airain. Il peut ressembler enfin au frémissement que produit une corde métallique qui vibre.

Il n'est guère mis en évidence par la respiration simple ; il est produit habituellement par une inspiration forte, par la voix et par la toux.

Il coïncide ou alterne avec le bourdonnement amphorique.

On l'entend à la partie moyenne du thorax en général.

Il n'est pas permanent ; perçu un jour, il peut faire défaut le lendemain pour reparaître ensuite.

Quelle est la cause du phénomène ?

Laënnec l'attribuait « à la résonnance de l'air agité par la respiration, la toux ou la voix à la surface d'un liquide qui partage avec lui la capacité d'une cavité contre nature formée dans la poitrine. » Il admettait, comme conditions indispensables à sa production, d'une part l'existence du liquide, d'autre part la communication de la plèvre avec l'air extérieur soit par un conduit fistuleux pleuro-bronchique, soit par une plaie de la paroi thoracique.

Le tintement métallique renseignait même, d'après lui, sur trois points :

1° Sur la quantité respective de l'air et du liquide épanché. Avec une cavité vaste contenant peu de liquide et beaucoup d'air, on a plutôt du bourdonnement amphorique que du tintement. Quand il y a beaucoup de liquide et peu d'air, le tintement existe : son intensité diminue quand le liquide augmente ;

2° Sur la largeur du conduit fistuleux. Voici l'expérience qui lui permit de formuler son hypothèse : chez un opéré d'empyème, sans fistule bronchique, Laënnec, ayant entendu à chaque mouvement respiratoire le bourdonnement amphorique, introduisit dans la plaie une tente destinée à rétrécir l'orifice ; dès lors le bourdonnement fut remplacé par un sifflement sourd et léger, mais à chaque parole prononcée par le malade on perçut distinctement le tintement métallique. Donc une fistule large produisait le bourdonnement ; une fistule étroite produisait le tintement métallique ;

3° Sur le nombre des fistules. Quand la fistule est unique, il y a du tintement. Quand il existe deux ou plusieurs communications fistuleuses, on a du bourdonnement.

Mais déjà la règle formulée par Laënnec souffre une exception qu'il signale lui-même. « Le tintement, écrit-il, peut être déterminé encore par une circonstance indépendante de la voix, de la toux et de la respiration et

dans les cas où il n'y a aucune communication fistu-
leuse entre la plèvre et les bronches. Lorsque l'on fait
mettre sur son séant un malade attaqué de pneumothorax avec épanchement liquide, il arrive quelquefois
qu'une goutte restée au haut de la poitrine tombe au
moment où l'on explore et produit un bruit semblable
à celui d'une goutte d'eau qu'on laisserait tomber dans
une carafe aux trois quarts vide. » S'il admet ce mécanisme, dans des cas rares du reste, c'est que, chez son
opéré d'empyème il a pu déterminer le tintement en
injectant goutte à goutte, par saccades, de l'eau qui
tombait à la surface de la collection liquide de la plèvre.
« On peut se faire une idée assez exacte du phénomène,
dit-il ailleurs, en appliquant le stéthoscope sur l'épigastre d'un homme dans l'état de station et en lui
faisant avaler un peu d'eau goutte à goutte. »

Je ne reproduirai pas ici, en détail, les controverses
qu'a soulevées le tintement métallique.

Dance a contesté le premier l'opinion de Laënnec;
il a expliqué le phénomène en supposant la fistule
bronchique située au-dessous du niveau du liquide
et les bulles d'air venant crever à la surface de ce liquide.

Beau a reproduit et développé l'hypothèse de Dance.

Castelnau a considéré le tintement comme un râle
muqueux ou caverneux retentissant dans une cavité
spacieuse communiquant avec les bronches; il le tient
donc pour un *râle* amphorique.

Guérard a pensé que le son devait se produire à l'orifice même de la fistule sous l'influence de la rupture
d'un bouchon muqueux ou pseudo-membraneux qui
l'aurait oblitérée momentanément et qui céderait soit à
la pression de l'air venant des bronches, l'air de la

plèvre étant raréfié, soit à la pression de l'air comprimé dans la plèvre.

Skoda a introduit dans la discussion un élément nouveau : il a fait bon marché de la présence du liquide dans la plèvre et a déclaré que, pour produire le tintement, il suffisait d'une cavité remplie d'air et dont les parois fussent susceptibles de réfléchir les sons transmis déjà à travers une lame mince de tissu pulmonaire. Pour lui la fistule pleuro-bronchique pouvait également faire défaut. Voilà donc le tintement dégagé de ses entraves passées, qui étaient l'inévitable liquide et l'inévitable fistule ; survenant dans une cavité *remplie d'air seulement* et *close*. D'autre part le tintement est déterminé par les *râles* plus souvent que par la respiration ou la voix au voisinage de la plèvre remplie d'air.

Monneret, se conformant à l'opinion de Skoda, a déclaré que le tintement métallique (râle bullaire amphorique ou broncho-pleural) exigeait pour sa production deux choses : 1º un liquide dans les voies aériennes capable d'entrer en vibrations ; 2º une cavité spacieuse dans laquelle le râle vînt résonner, s'amplifier, prendre un timbre clair et métallique.

Béhier a apporté à la doctrine de Skoda et de Monneret l'appui de sa haute autorité. On connaît la fameuse expérience du ballon qu'on ausculte, tandis qu'un aide le fait vibrer soit en soufflant ou en parlant dans un stéthoscope appliqué à sa surface, soit en faisant crever à son contact des bulles d'air produites dans de l'eau de savon.

Dès lors il n'y a plus de doute possible : les bruits métalliques, il faut bien l'admettre avec Béhier, quelle que soit la forme qu'ils revètent (voix, souffle ou tintement), sont des bruits qui empruntent leur caractère à la collection gazeuse par laquelle ils sont transmis. Ils peuvent exister sans que la collection gazeuse communique avec l'air extérieur. Ils peuvent exister sans que, dans la plèvre, le liquide soit présent avec l'air. La plèvre remplie d'air joue donc simplement le rôle d'une caisse de résonnance pour les bruits produits dans le larynx, dans les bronches, dans le poumon et, nous l'ajouterons tout à l'heure, dans le cœur.

Le *cliquetis métallique* est signalé par Laënnec comme perçu à l'aide du stéthoscope quand un autre observateur percute la poitrine à peu de distance de l'instrument. « Ce cliquetis, ajoute Laënnec, est fort analogue à celui que produit le maniement des armes dans l'exercice militaire. »

Quand l'auscultation immédiate a remplacé l'auscultation médiate, stéthoscopique, la recherche du cliquetis a été remplacée, grâce à l'initiative de Trousseau, par celle du bruit d'airain.

Le *bruit d'airain* est, d'après Trousseau, le signe pathognomonique de la présence de l'air dans la cavité pleurale. « Si, en appliquant l'oreille sur la paroi postérieure de la poitrine, dit l'illustre professeur, on fait percuter la paroi antérieure soit à l'aide du plessimètre et du marteau, soit à l'aide de deux pièces de monnaie, on entend un bruit métallique des plus aigus, des plus vibrants et souvent d'une intensité telle que l'oreille en est, pour ainsi dire, blessée..... Le bruit d'airain est tellement manifeste, tellement constant, tellement facile à produire et à constater, qu'on ne saurait le méconnaître. Il est plus caractéristique que le souffle amphoro-métallique qui souvent, d'une part, se perçoit difficilement, qui, de l'autre, se produit dans les cas de cavernes pulmonaires. »

Malgré l'assertion de Trousseau, il y a des cas où le bruit d'airain est recherché sans succès. On peut expliquer une telle anomalie, d'après J. Schwalbe, de même que l'absence de tintement métallique, par l'existence de l'emphysème sous-pleural (costal et pulmonaire) qui s'oppose à la distension régulière des parois et rend ces parois inégales.

Le *tintement métallique d'origine cardiaque* est rare. Barth et Roger ne l'admettent que dans le pneumothorax du côté gauche.

Beau cependant l'a observé chez un sujet qui avait eu le poumon *droit* et l'oreillette droite traversés par un couteau. On notait d'abord du frottement péricardique avec frémissement vibratoire, et ce bruit était entendu *à un mètre de distance*. Sur le côté droit du thorax on percevait du souffle amphorique et de l'écho métallique, mais de plus il y avait en ce point un son métallique qui se faisait entendre à chaque pulsation du cœur, et qui résultait, d'après l'expression de l'auteur, de l'ébranlement produit dans l'épanchement gazeux à chaque frottement du péricarde.

Labbé (1856) a noté chez un homme de 51 ans atteint de pneumothorax gauche consécutif à des fractures de côtes, un tintement métallique typique se reproduisant à chaque mouvement de systole du cœur avec une grande régularité, parfaitement limité à la région du cœur et ne s'étendant pas ailleurs. Le quatrième jour il n'était plus au cœur mais sous l'aisselle gauche; très fugace le cinquième jour.

Un malade de Gairdner présentait à gauche, c'est-à-dire du côté de son pneumothorax, en haut et en dehors, à chaque battement du cœur, un écho sonore mais profond avec un murmure particulier. On trouva, à l'autopsie, de la symphyse cardiaque, le cœur légèrement hypertrophié, la plèvre gauche fortement adhérente en avant jusque près de la ligne médiane.

Barth et Roger font connaître un cas de pneumothorax gauche chez un homme de 22 ans et notent d'abord que, le cœur étant refoulé sous le sternum, ses bruits retentissent dans le côté gauche avec un *timbre amphoro-métallique* faible d'abord, puis le lendemain très évident. Le troisième jour, cette résonnance est un peu moindre, mais, à chaque battement du cœur, on entend à la suite du premier bruit un *petit tintement métallique très fin*. Les jours suivants, ce tintement ne s'entend plus et les bruits du cœur reprennent à peu près leur timbre ordinaire.

Chez un malade de Choyau, le tintement, au lieu d'exister en avant, était perçu surtout en dehors et en arrière.

Cornils[1] a perçu *à distance*, dans un cas de pneumothorax gauche, un bruit cardiaque, isochrone à la systole, et de timbre métallique, rappelant le bruit qu'on aurait déterminé en donnant une chiquenaude sur le lit. Le malade avait la sensation d'un choc produit dans la poitrine. En appliquant l'oreille, l'auteur ne put trouver de tintement; les bruits du cœur étaient simplement renforcés. Il y avait une sorte de frottement qui semblait se passer dans le péricarde. A l'autopsie, pas de péricardite; cœur petit, lobe supérieur du poumon gauche adhérent; pneumothorax inférieur, sans liquide.

On conçoit facilement que la caisse de résonnance pleurale puisse transmettre à l'oreille, dans des conditions déterminées, les bruits du cœur aussi bien que les

----

1. *Deutsche med. Woch.*, 1885.

bruits laryngés, trachéaux, bronchiques et pulmonaires.

Le *bruit de rouet sous-claviculaire* n'a pas été signalé par les auteurs. Je l'ai noté moi-même dans un cas de pneumothorax pur, sans liquide, siégeant à droite.

J'avais été tenté d'abord de le considérer comme résultant d'un retentissement spécial des bruits du cœur. Mais comme il était continu avec redoublement, comme il rappelait les bruits que fournissent les veines jugulaires sous le stéthoscope, comme il différait de ce qu'on connaît sous le nom de tintement métallique d'origine cardiaque, j'estime qu'il doit être tenu pour un retentissement des bruits qui se passent dans les gros vaisseaux, probablement dans la veine cave supérieure ou le tronc veineux brachio-céphalique droit. On comprend, en effet, que ces vaisseaux, malgré l'absence de refoulement du cœur, se soient trouvés comprimés par l'épanchement gazeux intra-pleural.

D'ailleurs la gêne de la circulation veineuse du système cave supérieur est devenue évidente pour moi quand j'ai vu apparaître la dilatation du réseau veineux sous-cutané à la paroi thoracique du côté droit.

Dans le cas de Gairdner que j'ai cité, l'écho sonore des battements cardiaques était accompagné d'un *murmure particulier*. Peut-être ce murmure était-il d'origine veineuse? Gairdner ne fait aucune réflexion à ce sujet, et jusqu'ici le silence des auteurs sur la propagation des bruits vasculaires renforcés est complet.

Le *déplacement du cœur* est noté dans un grand nombre de pneumothorax du côté *gauche*, qu'il y ait du liquide ou non. L'organe peut être refoulé derrière le sternum ou même à droite du sternum. Je n'ai pas besoin d'insister sur les moyens qui sont à notre disposition pour apprécier exactement la situation du cœur (percussion, palpation, auscultation). Dans chaque cas particulier, il conviendra de rechercher s'il n'y a pas d'affection cardiaque ou de lésion péricardique.

Dans les pneumothorax du côté *droit*, le cœur peut être refoulé à gauche, de telle sorte que la zone de sonorité tympanique atteigne le bord gauche du sternum.

Ces déplacements du cœur peuvent coïncider avec de l'arythmie et de la gène des contractions. Il faudra en tenir compte quand on envisagera le pronostic de la maladie.

Le *déplacement du foie* a été signalé très fréquemment dans le pneumothorax pur ou avec épanchement liquide du côté *droit*. C'est un phénomène très important.

Le foie peut être abaissé dans certains cas de pneumothorax du côté *gauche*, fait attribuable à une pression exercée sur le lobe gauche.

Au lieu d'être refoulé en masse, l'organe peut exécuter une sorte de mouvement de bascule. Je trouve la chose merveilleusement indiquée dans l'observation, déjà citée, de Meckel : « Le foie était déprimé, dit l'auteur, au-dessous de l'hypochondre;... il était au-dessous des cartilages des côtes et même obliquement, de sorte qu'il était plus élevé à gauche et plus enfoncé vers le bas, à droite... Le lobe droit s'enfonçait dans la cavité de l'os des îles. »

Le *déplacement de la rate* appartient aux pneumothorax du côté gauche seulement.

Tous ces signes peuvent exister dans le pneumothorax pur, sans liquide.

Quels sont les éléments introduits dans la symptomatologie par la production des épanchements liquides?

L'*hémopneumothorax* n'existe que dans les cas de plaie large du poumon. L'épanchement de sang ne fournit, en fait de symptôme physique immédiat, que la matité à la base de la poitrine et le gargouillement au niveau de la déchirure du poumon. C'est à tort, Duplay l'a indiqué, qu'on signale, dès le début, le bruit de succussion : le sang en effet se coagule en masse et ce n'est qu'après la formation du caillot que la sérosité peut fournir, en se mobilisant, un bruit de fluctuation. Au bout de quelques jours on note l'ecchymose lombaire.

L'*hydropneumothorax* et le *pyopneumothorax*, constitués par la sérosité ou le pus ajoutés à l'air, se traduisent par deux nouveaux signes extrèmement importants qui viennent se joindre à ceux du pneumothorax pur : la *matité à la base de la poitrine* et le *bruit de succussion*.

Tous les signes d'auscultation s'atténuent à mesure que le liquide monte dans la poitrine, tandis que la zone de matité augmente. Pour avoir un bruit de succussion intense il faut une quantité modérée de liquide et une vaste cavité aérienne.

La fluctuation du liquide est souvent perçue par les malades eux-mêmes. Pour en entendre le bruit, il convient de saisir le sujet par les deux épaules et de l'agiter brusquement, suivant la méthode hippocratique, tandis que l'observateur applique l'oreille contre la poitrine.

Le *bruit de glouglou* a été perçu par Variot chez deux sujets. Ces malades, en se penchant en avant, donnaient à entendre un bruit comparable à celui d'une bouteille qui se vide. On peut donc supposer que, chez eux, le liquide passait d'une loge pleurale limitée par des fausses membranes dans une autre loge contenant des gaz. Ce bruit pourrait être également déterminé, semble-t-il, par le contenu d'une caverne pulmonaire se déversant dans la plèvre.

Le *bruit fistulaire* d'Unverricht serait, d'après cet auteur, un signe absolument infaillible de la persistance d'une fistule pleuro-bronchique. C'est un gargouillement produit par des bulles d'air qui viennent crever à la surface du liquide, absolument comme dans le tintement bullaire de Dance et Beau. Unverricht l'a constaté en auscultant deux malades pendant l'opération de la thoracentèse.

Riegel a noté un gargouillement analogue, mais beaucoup plus éclatant, puisqu'il pouvait s'entendre à distance, chez un jeune homme dont la plèvre communiquait avec de vastes cavernes. A l'auscultation on percevait comme le bouillonnement d'un liquide. Ce bruit, perçu aux deux temps de la respiration, indiquerait nécessairement, d'après Riegel, l'existence d'une fistule débouchant au-dessous de la surface d'un liquide ; il ne se produirait qu'en cas de tension modérée de l'air contenu dans la plèvre.

Le pyopneumothorax peut être révélé par certains signes qui lui sont propres : état cachectique du malade ; teint pâle, terreux ; œdème des membres inférieurs ; œdème de la paroi thoracique (cet œdème peut exister, il est vrai, dans le pneumothorax simple) ; rejet par la bouche de matières purulentes, parfois infectes.

S'il siège à gauche, on songera à la recherche des *pulsations thoraciques* : l'empyème pulsatile se complique souvent de pneumothorax (Comby).

Quand la collection purulente s'est fait jour à travers la paroi thoracique, on assiste à l'écoulement caractéristique. Cet écoulement peut persister indéfiniment, quel que soit le souci que l'on ait de provoquer l'oblitération de la fistule.

Chez un malade de Rodsajewski, la sérosité s'est frayé un passage à la suite d'une simple thoracentèse (grâce à la formation d'un petit abcès), et l'écoulement séreux a duré près d'une année.

La *traumatopnée* est le terme accepté, depuis Fraser, pour désigner l'entrée et la sortie alternatives de l'air par les plaies larges et directes de la paroi thoracique. Pendant l'inspiration l'air pénètre dans la plèvre avec un sifflement caractéristique; il en est chassé pendant l'expiration, et pour mettre le fait en évidence on peut placer au voisinage de la plaie une bougie dont on verra vaciller la flamme.

Ce phénomène est particulièrement appréciable quand l'air accède dans la plèvre non seulement par la plaie extérieure, mais aussi par une fistule pleuro-bronchique.

La persistance de cette fistule peut être démontrée par l'expérience qui consiste à injecter dans la plèvre un liquide coloré dont on observe ensuite le rejet par l'expectoration ou un liquide sapide qui fournit au malade la sensation gustative prévue quand il traverse les bronches.

Certains malades s'amusent à aspirer la fumée de leur cigare, à en remplir la plèvre et à la voir ensuite sortir par la plaie extérieure.

CHAPITRE III

DIAGNOSTIC

Le diagnostic du pneumothorax est parfois très facile, parfois très difficile.

Il est très facile quand on a la bonne fortune de constater du premier coup un de ces grands symptômes qui frappent l'attention : le tintement métallique, le souffle amphorique, mieux encore, le bruit de succussion.

Il est très facile quand le pneumothorax est survenu brusquement, dans une plèvre saine ; quand, par conséquent, il est *total.* Car alors le malade suffoque, il a une attitude spéciale, un facies particulier et, d'autre part, le tympanisme est éclatant, les phénomènes d'auscultation ont une netteté idéale. Dans le cas que j'ai publié moi-même, le diagnostic s'imposait dès l'abord : point de côté subit, dyspnée intense, tympanisme d'un côté, absence de bruit respiratoire du même côté ; ces quatre signes, existant simultanément, éclairaient la scène d'une lueur si vive qu'il ne restait rien d'obscur. Je n'ai pas eu une minute d'hésitation.

Il est très facile quand on y pense !

Il est très difficile, au contraire, quand le début brusque et solennel a fait défaut ; quand il y a peu de

douleur, peu de dyspnée, une plèvre anciennement
malade et, par conséquent, peu susceptible; quand le
pneumothorax est partiel, limité.

Il est très difficile quand, à l'opposé, le pneumothorax vient compliquer un état déjà grave, frappe un
sujet déjà court d'haleine, un phtisique avancé, par
exemple, dont il exaspère simplement la dyspnée.

Il est très difficile quand le pneumothorax est double.

Il est très difficile quand on n'y pense pas!

Quel médecin pourrait se flatter d'avoir toujours
dépisté les pneumothorax?

Et le terme de *pneumothorax latent* ne se présente-t-il
pas à chaque instant dans les relations cliniques?

Eh bien! si vous voulez éviter l'erreur, écoutez
Laënnec :

« Le véritable signe de cette affection se trouve dans la
comparaison des résultats obtenus par l'auscultation
médiate et par la percussion. Lorsque, chez un homme
dont la poitrine résonne mieux d'un côté que de l'autre,
on entend bien la respiration du côté moins sonore,
tandis que de l'autre on ne l'entend pas du tout, on
peut être assuré qu'il est affecté de pneumothorax dans
ce dernier côté. »

Rien à ajouter à cela.

Tympanisme $+$ silence respiratoire $=$ pneumothorax.

La formule est simple.

Il m'avait semblé bon, dans une précédente publication[1], d'ajouter aux deux signes qui forment le premier
terme de cette formule un autre signe : l'abolition des

---

1. *Du pneumothorax simple, sans liquide, et de sa curabilité*
(*Arch. gén. de Méd.*, mars 1888).

vibrations vocales. Ces trois signes auraient constitué le *trépied pneumothoracique*. Mais en réalité ce symptôme n'est pas indispensable ; les deux premiers suffisent.
Le diagnostic repose très solidement sur deux pieds.

Quelles sont les maladies qu'on peut confondre avec
le pneumothorax?

L'*emphysème pulmonaire* fournit de la sonorité exagérée, mais non pas un tympanisme éclatant comme le
pneumothorax. Il se traduit à l'auscultation par une
diminution souvent très marquée du murmure vésiculaire, mais jamais par le silence absolu qui caractérise le pneumothorax. Enfin il est bilatéral, tandis qu'en
général le pneumothorax est unilatéral.

La *compression des bronches* par les tumeurs du
médiastin peut supprimer les bruits respiratoires
d'un côté, mais le tympanisme n'existe pas comme
dans le pneumothorax.

La *pneumonie lobaire* siégeant à la base peut susciter
une sonorité exagérée sous la clavicule, le bruit skodique, qui pourrait faire penser à un pneumothorax
partiel ; mais, dans ce cas, il y a affaiblissement et non
suppression du murmure vésiculaire, et surtout on a,
pour se renseigner, les signes qui existent à la base du
thorax. L'erreur a été commise, cependant, par des
observateurs illustres : Graves a publié, avec l'étiquette
de pneumothorax, deux cas où l'on n'a pas de peine à
reconnaître l'existence de la pneumonie avec bruit skodique. On trouvera la critique de ces observations dans
les cliniques de Béhier et dans le livre de Grisolle qui
fait aussi des réserves au sujet de quatre cas de
Hudson et d'un cas de Stokes.

La *pleurésie*, plus encore que la pneumonie, s'accom-

pagne d'un bruit skodique qu'on pourrait confondre
avec le tympanisme du pneumothorax. Il y a un autre
symptôme qui a causé plus d'erreurs que le bruit skodique, c'est le souffle amphorique (Rilliet et Barthez,
Béhier, Laudouzy père, Beauvais, etc.). Si donc le
souffle amphorique est constaté, il faut secouer le malade
en l'auscultant ; la constatation du bruit de fluctuation
permettra d'affirmer l'hydro- ou le pyopneumothorax
et de repousser l'hypothèse d'une pleurésie simple.
C'est surtout à la suite des ponctions que cette recherche sera bonne à pratiquer.

Les *cavernes pulmonaires* très spacieuses qui fournissent de la sonorité exagérée, du souffle amphorique,
du tintement métallique et même parfois du bruit de
succussion, causent quelquefois de grandes incerti-
tudes au médecin, car il ne faut compter ici ni sur le
bruit de pot fêlé, ni sur le gargouillement, ni sur la
pectoriloquie dont on connaît la valeur au point de vue
du diagnostic des cavernes de dimension moyenne.

Ces dernières pourraient faire croire à des pneumothorax partiels.

Mais les cavernes IMMENSES, celles qui sont creusées
aux dépens de la presque totalité du parenchyme pulmonaire, celles-là simulent admirablement le pneumothorax. Sachons cependant qu'en général elles ne
fournissent pas un tympanisme sous-claviculaire aussi
éclatant que celui du pneumothorax, que le bruit de
succussion leur appartient rarement, que le bruit
d'airain leur est habituellement étranger, qu'enfin, siégeant à gauche, *elles ne refoulent pas le cœur*, siégeant à
droite *elles ne refoulent pas le foie.*

Dans l'observation X de la thèse d'Itard, il est question d'une caverne TOTALE, le poumon étant transformé

en kyste, et l'auteur note que la poitrine rendait un son *presque tympanitique*. Ce n'est donc pas le tympanisme idéal du pneumothorax.

Chez une malade que j'ai observée récemment à l'hôpital Saint-Antoine, et qui aurait pu causer de l'embarras grâce au souffle amphorique qui existait de la façon la plus manifeste, le diagnostic de grande caverne a reposé sur trois signes : l'absence de sonorité exagérée sous la clavicule, l'absence du bruit d'airain, l'absence de déplacement du cœur. A l'autopsie, immense caverne du côté gauche.

Quand la sonorité, au lieu d'être exagérée par le pneumothorax, se trouve au contraire atténuée, l'erreur devient plus difficile à éviter.

Le *pneumopéricarde* se distingue par la voussure et le tympanisme de la région précordiale, l'affaiblissement ou la suppression du choc cardiaque, le timbre métallique des bruits du cœur (distinct du tintement métallique d'origine cardiaque dans le pneumothorax), le bruit de moulin, le bruit de clapotement (s'il y a hydro-ou pyopneumopéricarde).

Le diagnostic est particulièrement difficile quand le pneumopéricarde résulte de la rupture d'un pneumothorax (cas d'Eisenlohr, 1873). Friedreich rapporte cependant un cas où la coïncidence du pneumopéricarde avec le pneumothorax a été diagnostiquée pendant la vie.

L'*emphysème pneumopéricardique* de Tillaux et Notta, consécutif aux traumatismes et résultant de l'infiltration d'air entre la plèvre, le péricarde et le thorax, pourrait être confondu avec le pneumopéricarde plutôt qu'avec le pneumothorax ; les symptômes de cette lésion disparaissent dans la position assise.

La *dilatation de l'estomac* peut être l'origine d'un bruit de fluctuation qu'on peut confondre avec le bruit de succussion né dans la plèvre. Il arrive assez souvent que, chez un sujet atteint de pleurésie, les bruits de succussion fassent penser à l'hydropneumothorax alors qu'il n'y a qu'un estomac dilaté.

Certains retentissements métalliques qui se produisent dans l'estomac ont pu faire songer au tintement métallique du pneumothorax.

La *distension du gros intestin*, fournissant du tympanisme, de la respiration amphorique et du bruit d'airain à la base, a fait penser au pneumothorax gauche inférieur dans un cas de Riegel (1882), chez un phtisique porteur d'une grande caverne au sommet gauche ; de ce côté, le diaphragme remontait jusqu'à la 4e côte, refoulé par une anse du gros intestin distendu par des gaz ; l'estomac était dévié à droite. Le sujet avait eu un point de côté et une dyspnée intense.

Les *kystes hydatiques de la face supérieure du foie,* ouverts non pas dans la plèvre mais directement dans les bronches, peuvent être confondus avec le pneumothorax si l'on n'a pas de renseignements sur la nature du liquide rejeté à la première heure (liquide limpide, incolore ou pus), si l'on ne constate pas dans les produits expectorés de débris d'hydatides.

J'ai publié[1] une observation instructive à ce point de vue. Il s'agissait d'une fille de 19 ans qui se présenta à moi avec les signes d'une tumeur hépatique envahissant les régions antérieures du thorax à droite, laissant subsister à la partie postérieure, presque jus-

---

1. *Contribution à l'étude des kystes hydatiques de la convexité du foie* (Arch. gén. de méd., avril 1890).

qu'à la base, le murmure vésiculaire. Dans la nuit qui suivit mon premier examen, elle rejeta en toussant une grande quantité de liquide clair, sans débris de vésicules hydatiques, sans membranes. Au matin, je constatai les signes suivants : souffle amphorique, tintement métallique, absence de vibrations. Au bout de quelques jours la poche kystique se mit à suppurer et à fournir une grande quantité de liquide verdâtre fétide.

. La malade entra dans le service de mon maître, M. Millard, qui ajouta aux signes physiques que je viens d'énumérer la constatation du bruit d'airain. A la fin, il découvrit en arrière du kyste, là où le murmure vésiculaire avait été conservé tout d'abord, des signes de pleurésie : d'abord du frottement, puis du souffle.

Je dis que dans ce cas le diagnostic aurait été impossible, après l'ouverture du kyste dans les bronches, si je n'avais eu deux éléments importants : la constatation antécédente de la tumeur et la notion du bruit respiratoire normal qui avait existé, à l'origine, en arrière de la poche kystique et que les bruits amphoro-métalliques devaient brutalement étouffer.

L'auscultation de la base de la poitrine en arrière aura une importance de premier ordre, car on se rappellera que les kystes de la convexité du foie ont de la tendance à se porter en avant et à comprimer le poumon d'avant en arrière au lieu de le refouler en totalité vers le sommet du thorax.

Dans ce diagnostic il faut avoir surtout en vue les kystes hydatiques du lobe droit de foie, simulant, par conséquent, le pneumothorax du côté droit.

J'ai démontré que les kystes hydatiques du lobe gauche pouvaient envahir le côté gauche du thorax et simuler des épanchements pleurétiques de ce côté[1]. On devra donc prévoir le cas où les considérations que je viens de présenter pour le côté droit se rapporteraient au côté gauche du thorax.

Le *pyopneumothorax sous-diaphragmatique* de Leyden, *faux pyopneumothorax* de Cossy et Jaccoud, constitué par une collection liquide à laquelle se mélangent les gaz venus des voies digestives, habituellement par ulcère de l'estomac, est difficile à distinguer du pneumothorax vrai, surtout s'il communique avec le poumon adhérent au diaphragme.

Quatre variétés à envisager :

A. Quand il ne communique pas avec les bronches, il peut fournir du souffle amphorique, du tintement métallique et du bruit de succussion : tel est le cas de Rigal (1874), tel est le cas de Glaser où les signes du pneumothorax étaient perçus au niveau d'une zone limitée en haut par une ligne convexe commençant à droite à la 8e côte, remontant jusqu'à l'insertion sternale de la 3e côte et redescendant à gauche jusqu'à la 5e côte ; le cœur était refoulé en haut et à gauche.

Dans ce cas, pas d'expectoration, configuration des zones mates et sonores qui permettra le diagnostic.

B. Quand il communique directement avec les bronches en traversant à la fois les deux feuillets adhérents de la plèvre comme dans les cas de Pasturaud (1874), de Pfuhl (1877), de Starcke (1881), et fournissant, avec le souffle amphorique, le tintement métallique et le bruit de succussion, une expectoration abondante, le diagnostic est plus difficile encore que dans le cas qui précède.

---

1. *Sur certains kystes hydatiques du lobe gauche du foie (Soc. méd. des hôpitaux,* 6 mars 1891).

Le fait de Bristowe (1883) avait trait à un pyopneumothorax sous-phrénique par ulcère de l'estomac ouvert
directement dans le poumon *gauche.*

c. Quand il détermine un pneumothorax vrai s'étant
ouvert dans la plèvre seule, il est très difficile de diagnostiquer la coïncidence des deux lésions (cas d'Eisenlohr, 1877), des deux collections sus et sous-diaphragmatiques. Ici la vomique fait défaut.

D. Quand il s'ouvre d'abord dans la plèvre, puis dans
les bronches (cas d'Hilton-Fagge, 1874), on a, outre le
faux pyopneumothorax, un pneumothorax vrai avec
vomique. On conçoit quelles doivent être alors les
difficultés du diagnostic. Cependant Kogerer (1891) a
pu reconnaître pendant la vie la simultanéité des deux
lésions : il s'agissait d'un abcès sous-phrénique consécutif à un ulcère simple de l'estomac et ayant déterminé
secondairement un pneumothorax *du côté gauche.*

On voit que dans chacune de ces quatre formes du
faux pyopneumothorax il faudra tenir compte de circonstances bien spéciales. Le diagnostic est si difficile
que la plupart des observateurs se sont trompés ;
cependant Leyden, dans 3 cas, a reconnu exactement
la maladie pendant la vie.

D'une façon générale, avant la communication avec
es bronches, on a là les signes d'un hydropneumothorax
partiel inférieur siégeant d'habitude à droite : sonorité
exagérée en haut, matité en bas, absence de vibrations
vocales, respiration amphorique (Jaccoud) ; en outre
tintement métallique (Bouchaud, Rigal, Pasturaud),
bruit de succussion hippocratique (Rigal, Pasturaud).
Mais il y aura un déplacement considérable, énorme du
cœur, beaucoup plus grand que s'il s'agissait d'un pneumothorax vrai partiel. Il faut tenir compte aussi de

l'intégrité des poumons. Enfin on se renseignera sur les accidents péritonitiques ou gastro-intestinaux antérieurs.

Deschamps[1] attache une grande importance à la forme de la zone sonore nettement limitée en haut par une ligne courbe à convexité supérieure.

Cossy remarque, au moment de la ponction, l'odeur stercorale des gaz qui s'échappent avec le liquide.

Jaffé indique que, pendant la ponction, si l'écoulement est rapide dans l'inspiration, c'est que le liquide est sous-diaphragmatique ; s'il est lent, c'est que le liquide se trouve dans la plèvre.

Pfuhl demande à la ponction des indications plus précises. Puisque le liquide à évacuer, dit-il, est sous le diaphragme, l'influence des mouvements respiratoires est l'inverse de celle qui serait exercée sur une collection sous-diaphragmatique. Pendant la ponction, la colonne d'un manomètre adapté à l'appareil Potain montera dans l'inspiration et baissera dans l'expiration. C'est le contraire de ce qui se produit quand on ponctionne une collection intra-pleurale.

On lira avec profit sur ce sujet les intéressantes pages de Jaccoud dans ses cliniques de 1885.

Voilà donc le pneumothorax reconnu, diagnostiqué. Est-ce tout ?

Assurément non. Il y a un certain nombre de points à examiner encore :

1º *Le pneumothorax est-il total ou partiel ?* Je n'insiste pas sur cette question, car j'ai envisagé déjà en plusieurs circonstances les particularités propres aux

---

1. *Thèse de Paris*, 1886.

pneumothorax partiels. D'ailleurs si l'épithète total ou partiel ne figurait pas dans l'énoncé du diagnostic, ce serait une lacune grave. En général elle se comble d'elle-même aisément.

2° Quelle est la cause du pneumothorax ?

Ici il faut tenir compte de l'évolution clinique, de la marche des accidents, des lésions concomitantes, et souvent on a de grandes difficultés à surmonter. Citons un cas, entre mille, à l'appui de cette assertion.

Stephanides[1] rapporte un cas de pneumothorax simple, sans liquide, chez un sujet atteint d'*ulcère de l'estomac.*

C'est un jardinier de 28 ans qui, après trois semaines de cure à Karlsbad, à la suite d'une longue promenade, éprouve brusquement une violente douleur à l'épigastre avec irradiation au cou, à droite. On trouve à droite les signes du pneumothorax : sonorité exagérée, absence de vibrations, souffle amphorique. Le foie est abaissé. *Comme on a reconnu précédemment l'intégrité absolue des deux poumons,* l'auteur admet une fistule *gastro-pleurale* ou *duodéno-pleurale.* Absence complète de liquide dans la plèvre. Le malade est examiné à plusieurs reprises. A partir du 18 mai (l'accident s'est produit à la fin d'avril) le gaz se résorbe.

Le 9 juin, le malade quittant Karlsbad et se déclarant satisfait de son état, on constate que l'épanchement gazeux a presque entièrement disparu. Le souffle amphorique n'existe plus que sur un espace restreint en bas et en arrière.

Or quel est dans ce cas le diagnostic de cause formulé par l'auteur? Il n'hésite pas à attribuer la perforation de la plèvre à un ulcère de l'estomac.

---

1. *Wien. med. Woch.*, n° 33, 1882.

Eh bien ! je prétends que ce diagnostic causal est très probablement erroné.

Le cas, en effet, si nous oublions pour un instant les renseignements que nous avons sur l'ulcère de l'estomac qui a conduit le malade à Karlsbad, n'a-t-il pas une analogie frappante avec la série des cas de pneumothorax purs que l'on attribue généralement à la rupture des vésicules emphysémateuses ? Début brusque, absence de liquide, guérison complète en six semaines, tout y est.

J'ajoute qu'il n'est question ici d'aucun des grands accidents qui servent en général d'intermédiaire entre l'ulcère de l'estomac et le pneumothorax. Serait-il admissible d'autre part que, dans un tel pneumothorax d'origine gastrique, les gaz des voies digestives n'eussent pas provoqué l'irritation de la plèvre et l'apparition d'un épanchement liquide ? Enfin l'intégrité précédemment reconnue du poumon droit est à mes yeux un argument sans valeur puisque l'emphysème qui détermine le pneumothorax est d'habitude un emphysème latent.

Il y aurait donc lieu, à mon avis, de supposer que le malade de Stephanides a contracté un pneumothorax parfaitement indépendant de son ulcère gastrique, et de réformer par conséquent le diagnostic étiologique de l'auteur.

Je serais entraîné trop loin si je voulais multiplier les exemples et les citations.

3° *Quelle est la nature du liquide épanché* avec l'air (sang, sérosité, pus) ? J'ai indiqué au chapitre des symptômes les particularités propres à chacun d'eux. Il est fort intéressant de savoir aussi quels sont les microorganismes contenus dans le liquide. Je mettrai à profit le beau travail de Netter qui a étudié la question chez les phtisiques.

4° Le pneumothorax est-il ouvert ou fermé? La réponse était bien simple pour les auteurs qui attribuaient à la persistance de la fistule pleuro-bronchique le bourdonnement amphorique et le tintement métallique. J'ai dit que Skoda avait montré la persistance des bruits amphoro-métalliques après l'occlusion fistulaire. Béhier s'est rallié à l'opinion de Skoda et tout le monde l'a suivi.

D'ailleurs, si l'on conservait des doutes à cet égard, il suffirait de lire les observations de pyopneumothorax faux, sous-diaphragmatique, ne communiquant en aucune manière avec les bronches et fournissant à l'auscultation le souffle amphorique et le tintement métallique.

On a dit que le pneumothorax fermé se traduisait par une dilatation exagérée de la base du thorax et une atténuation du tympanisme.

J'ai recherché, au chapitre de la physiologie pathologique, les renseignements que nous fournissent sur ce point l'analyse des gaz contenus dans la plèvre (Ewald) et l'état de tension de ces gaz. Parmi les opinions émises je rappellerai seulement celle de Weil qui prétend que, dans le pneumothorax fermé, la pression doit être supérieure à celle de l'atmosphère. La chose est admissible surtout, à mon avis, pour le pneumothorax à soupape; dans le pneumothorax fermé, en voie de guérison, il faut bien qu'à un moment donné la pression s'abaisse d'une façon considérable puisque nous observons la résorption des gaz par la plèvre et le retour de l'expansion normale du poumon.

Je consens à préconiser, d'après Unverricht, la

recherche du *bruit fistulaire*, au moment où l'on ponctionne le malade. On ausculte pendant la ponction même. Si le gargouillement caractéristique se produit à ce moment, c'est que la fistule est perméable à l'air. Si le pneumothorax est fermé, le gargouillement fait défaut.

J'attribue plus de valeur, pour ma part, à l'examen méthodique de la poitrine à la suite de la ponction. Si l'on retire une certaine quantité de gaz ou de liquide et qu'à la suite de cette évacuation, au lieu de voir s'exagérer les signes du pneumothorax, spécialement le bruit de succussion, on constate un renforcement du murmure vésiculaire normal et une tendance au retour des conditions physiologiques de la poitrine, alors on peut en conclure que la fistule est oblitérée. Mais j'insisterai, en parlant du traitement, sur les précautions à prendre dans la thoracentèse, la décompression pouvant avoir pour résultat la rupture d'une cicatrice délicate.

CHAPITRE IV

MARCHE. — PRONOSTIC

Nombreuses ont été les causes. Nombreuses vont être les variétés cliniques. J'étudierai tout à l'heure les principales.

Il y a des pneumothorax *curables* dont la durée varie de quelques jours à quelques mois.

Il y a des pneumothorax *récidirants*.

Il y en a de *mortels*, dont l'allure est foudroyante, ou galopante, ou lente ; dont la durée varie de quelques minutes à quelques mois.

Il y en a d'*incurables*, de *chroniques* qui persistent souvent plusieurs années. Roser cite un soldat qui, blessé au côté, porta pendant 12 ans un pneumothorax ouvert sans fistule pulmonaire ; on trouva les viscères en état de dégénérescence amyloïde. Un des cas les plus remarquables au point de vue de la durée est celui qu'on trouve relaté dans le journal d'Hufeland (1831 et 1844) : un médecin, nommé Wendelstadt, a exercé son art *pendant 27 ans* avec un pneumothorax ouvert à la suite d'une opération d'empyème; à l'autopsie on constata chez lui des fistules pulmonaires multiples.

Le pronostic doit être constamment réservé.

D'une façon générale, on peut dire que le pronostic

immédiat du pneumothorax dépend de *l'état du poumon du côté opposé.*

Particulièrement sévère est le pronostic du *pneumothorax double.* (Cas de Récamier, Bricheteau, Duguet, etc.)

Pour ce qui concerne le pronostic éloigné, tout dépend des altérations viscérales : tuberculose, dégénérescence amyloïde, etc.

QUATRIÉME PARTIE

Le pneumothorax n'est pas, à proprement parler, *une maladie*. C'est *un accident* purement mécanique, susceptible de compliquer un état morbide antérieur.

Cet état morbide étant connu, les conditions pathogéniques du pneumothorax étant déterminées, sera-t-il possible de formuler, dans chaque cas particulier, le pronostic et de saisir les indications du traitement?

Tel est le problème clinique que je vais m'efforcer de résoudre.

CHAPITRE PREMIER

PNEUMOTHORAX DES GRANDS EMPHYSÉMATEUX

Laënnec a écrit ceci : « Il paraît probable que, dans les cas d'emphysème du poumon avec rupture des cellules aériennes et passage de l'air dans la plèvre, cette membrane elle-même peut se rompre à son tour et donner ainsi lieu à un pneumothorax. Je crois même avoir vu ce cas, mais, les notes que j'en avais prises ayant été perdues, je n'oserais l'assurer. »

Andral dans son Cours de Pathologie interne (1836) s'exprime de la façon suivante : « Le pneumothorax peut reconnaître pour cause une rupture simultanée de quelques vésicules pulmonaires et de la plèvre, comme *je l'ai vu 2 fois.* » On doit regretter qu'Andral n'ait rien ajouté à ces lignes et que l'histoire de ses deux malades soit perdue pour nous.

J'ai étudié précédemment le rôle de l'emphysème dans la pathogénie du pneumothorax; je ne reviendrai donc pas ici sur cette question de physiologie pathologique.

Je me contenterai dans ce chapitre d'utiliser les faits cliniques bien établis, où l'irruption de l'air dans la cavité pleurale a été préparée par l'emphysème vésiculaire; cet emphysème étant démontré soit par des symptômes irréfutables soit par l'autopsie.

Il ne sera question, pour le moment, que des emphysémateux déclarés, des *grands emphysémateux* (non tuberculeux, cela va sans dire).

On verra plus loin comment les notions acquises dans l'étude de ces malades nous guideront quand il s'agira des emphysémateux latents, discrets, occasionnels.

Je n'ai pu réunir, en parcourant de nombreuses publications, que 12 faits cités avec assez de détails pour acquérir une valeur documentaire réelle.

Sur ces 12 faits, il y a 8 relations d'autopsies, et 4 guérisons.

Parmi les sujets qui ont succombé il faut citer en première ligne celui de Récamier dont Laënnec nous rapporte l'histoire. C'est la plus ancienne observation du genre; c'est la seule en même temps où le pneumothorax ait été *double*. Elle est intéressante à lire :

Mon ami, M. le professeur Récamier, a eu dans ses salles à l'Hôtel-Dieu, en 1814, un homme de 60 ans environ, un peu obèse, qui y entra pour une affection qui ressemblait à une attaque d'asthme. La face était tuméfiée...; la dyspnée était extrême et il y avait une petite toux très fatigante; la poitrine vaste et bombée résonnait parfaitement. Le malade succomba au bout de peu de jours. Une grande quantité d'air s'échappa à l'ouverture de chacun des côtés du thorax. Les poumons, accolés à la colonne vertébrale, et raccourcis au point de n'avoir plus que le volume de la main, étaient desséchés à la surface; ils étaient, à cela près, *sains et encore un peu crépitants.* Les plèvres, d'ailleurs saines, étaient, dans beaucoup de points, détachées des parois thoraciques par des *bulles d'air développées dans le tissu cellulaire subjacent.* Il y avait en outre une légère hypertrophie avec dilatation du cœur. »

Le second fait, beaucoup plus important que celui de Récamier au point de vue de la démonstration anatomopathologique, se trouve dans la thèse de Devilliers (1826). Il mérite d'être relaté :

Le nommé Jean-François Périnelle, boulanger, âgé de 48 ans, entre à l'hôpital de la Charité, le 8 décembre 1821, pour se faire soigner d'un ulcère de jambe. Il a en outre un *catarrhe pulmonaire chronique.* Quelques jours après son entrée, il est pris tout d'un coup, la nuit, d'un sentiment de constriction au côté gauche de la poitrine avec menaces de suffocation. Le chirurgien de garde le trouve assis sur le bord de son lit, faisant les plus grands efforts pour respirer; le pouls est petit, à peine sensible. L'état du malade est tel qu'on ne peut l'examiner avec le stéthoscope. Il meurt en quelques heures.

Autopsie : Côté gauche de la poitrine dilaté rendant par la percussion un son clair, beaucoup plus fort que celui du côté opposé. On y plonge un scalpel, et un gaz inodore s'échappe aussitôt en sifflant.

Le poumon gauche, à peu près exsangue, aplati contre la colonne vertébrale, remplit à peine la moitié de la cavité thoracique. Il adhère à la plèvre costale par quelques brides solides d'une blancheur resplendissante. La surface présente quelques vésicules dilatées; il ne peut être distendu par insufflation, l'air s'échappant par une ou plusieurs ruptures qu'il est impossible de reconnaître. Pas de trace de liquide dans la plèvre.

Le poumon droit est couvert, à la surface, de vésicules transparentes dont les plus grosses ont presque le volume d'un grain de chènevis, plus volumineuses et plus nombreuses vers le bord tranchant.

Les autres organes sont sains.

A la même catégorie de malades appartient un homme de 20 ans, observé par Legroux en 1823, et dont Saussier relate l'histoire dans sa thèse. Il était entré à l'hôpital pour une *affection de poitrine;* on trouva la plèvre complètement vide de liquide et le poumon comprimé, sans tubercules.

En 1866, Rheder observa un malade emphysémateux depuis longtemps, atteint, à la suite d'un violent effort de toux, de pneumothorax à droite et emporté en 4 semaines; on constata des dilatations bronchiques aux deux bases et, au bord antérieur du lobe inférieur droit, des bulles emphysémateuses grosses parfois comme des noisettes. C'est aux dépens d'une de ces bulles qu'avait eu lieu la rupture.

Mêmes détails anatomiques précis dans une observation de Fræntzel (1877) et dans 3 autopsies très remarquables de Zahn [1] pratiquées chez des hommes de 55, 56 et 61 ans.

Il suffit de lire les descriptions de Zahn pour se faire une idée bien nette de toutes les lésions qu'on peut observer chez les grands emphysémateux.

Chez le premier de ses malades, mort 7 jours après l'apparition d'un pneumothorax à gauche sans épanchement liquide, on trouvait des perforations de deux ordres, réalisant ce que j'ai désigné sous le nom de fistule broncho-pleurale directe et de fistule broncho-pleurale indirecte. La première rupture, en effet, s'était effectuée au sommet d'une bulle d'emphysème vésiculaire sous-pleural, grosse comme un pois; la seconde existait dans la profondeur de l'organe et ne communiquait avec l'orifice pleural que par l'intermédiaire d'une traînée d'emphysème interlobulaire. A côté du premier orifice, on constatait sur la plèvre une ecchymose de fraîche date, indiquant bien, d'après Zahn, l'époque récente de la perforation. Le poumon offrait des ampoules emphysémateuses atteignant le volume d'une cerise, et dans le lobe inférieur congestionné on découvrait un infarctus gros comme une noix.

Chez le second sujet, les ampoules emphysémateuses atteignaient parfois les dimensions d'un œuf de poule. Ici il y avait, au lieu d'une fine perforation, une déchirure en forme de fente, ayant 2 millimètres de longueur.

---

1. *Virchow's Archiv*, 1891.

Les lésions d'emphysème étaient également développées dans les deux poumons.

Dans le troisième cas, Zahn a été frappé de l'*atrophie
pleurale* qui existait au niveau des vésicules énormé-
ment dilatées par l'emphysème, et qui avait préparé le
pneumothorax. Il y avait aussi à la surface de la plèvre
des taches noires lenticulaires dues à des amas de grains
de charbon et une infiltration anthracosique diffuse de
la séreuse sur certains points. En avant et au voisinage
d'un placard anthracosique de la plèvre étaient réunis,
dans un espace grand comme une pièce d'un mark,
six petites perforations arrondies grandes comme des
têtes d'épingles. Une septième perforation existait près
du bord libre du poumon; c'était une ouverture arrondie
dont le diamètre mesurait 2 millimètres et autour de
laquelle le parenchyme pulmonaire était coloré en noir.

Ainsi donc, dans ce cas, plusieurs lésions réunies :
bronchite chronique, *emphysème vésiculaire, anthracose
pulmonaire, atrophie de la plèvre, anthracose pleurale.*

C'est à l'aide de faits ainsi observés qu'on peut comprendre aisément la pathogénie du pneumothorax !

A ces huit cas où l'autopsie est venue nous démontrer
la réalité du pneumothorax par emphysème, j'ajouterai
quatre faits de pneumothorax *guéri* chez des sujets
déclarés emphysémateux de par l'examen clinique.

Il y a là une fillette de 10 ans (Sanné) atteinte dès les
premières années de la vie d'emphysème bien caracté-
risé avec accès d'asthme et qui eut un pyopneumothorax; cette malade guérit au bout de 3 mois.

Il y a un homme de 50 ans (Ramskill) ayant une toux
sèche depuis quelques années et qui contracta brusquement, sans avoir fait d'effort, un pneumothorax total,

sans liquide, à droite. On dut lui faire une ponction pour conjurer la suffocation. Il guérit en 3 semaines.

Il y a un homme âgé (?) observé par S. Wilks, qui eut un pneumothorax pur, sans liquide, et qui guérit. Cet homme toussait et était court d'haleine depuis quelques années.

Il y a surtout le beau cas de Troisier (1889), remarquable par l'intensité des accidents, le succès merveilleux de la thoracentèse, la rapidité extrême de la guérison.

Le sujet de Troisier était une femme de 27 ans, asthmatique depuis l'âge de 19 ans, et qui, au cours d'un accès d'asthme compliqué de fièvre (40° et 40°5), eut un pneumothorax insidieux à gauche; pas de point de côté, pas d'exaspération de la dyspnée le premier jour. Le second jour, en présence de l'asphyxie menaçante, l'auteur n'hésita pas à pratiquer la thoracentèse; cette opération fut suivie d'expectoration albumineuse; la malade se sentit soulagée, et le lendemain le pneumothorax avait disparu.

Dans cette série de grands emphysémateux atteints de pneumothorax (on voit que les faits utilisables sont peu nombreux), le sexe féminin n'a que 2 représentants : une fillette de 10 ans et une femme de 27.

Les hommes sont au nombre de 10 et voici leurs âges dans 7 cas : 20 ans, 48, 50, 55, 56, 60, 61 ; le malade de Wilks est désigné comme sujet âgé.

L'influence de l'âge et du sexe ressort certainement de ces chiffres. Les grands emphysémateux sont habituellement des hommes, et des hommes âgés; mais il faut prévoir les cas où le pneumothorax s'offrirait chez des sujets jeunes d'âge comme était, par exemple, notre fille de 10 ans, et que leurs lésions placent pourtant dans la même classe que les vieux emphysémateux.

Chez tous ces sujets le rôle de l'effort est peu appréciable; l'effort produit par les quintes de toux est seul à incriminer, et plusieurs fois même ce n'est pas à la suite d'une quinte, c'est sans raison apparente que l'accident arrive.

La mortalité, dans cette catégorie, a été considérable : sur 12 cas, 8 décès. La mort est survenue au bout d'un temps qui a varié de quelques heures à 4 semaines. Le malade de Récamier, qui avait un pneumothorax double, a survécu *peu de jours*, mais ce n'est pas lui qui a fourni la carrière la plus brève : le malade de Devilliers n'a survécu que quelques heures. Le plus souvent la mort a été *rapide*, la durée de la survie n'étant pas toujours indiquée par les auteurs.

Dans tous les cas mortels, la plèvre était *vide de liquide* : ce fait peut tenir à la rapidité habituelle de la terminaison, mais on pourra y voir aussi une preuve de cette tolérance si remarquable de la plèvre pour l'air filtré par le poumon et de la bonne qualité du filtre.

Sur les 4 sujets qui ont guéri de leur pneumothorax, 3 n'ont eu que de l'air dans la plèvre; la fille de 10 ans a contracté un pyopneumothorax qui n'a disparu qu'en 3 mois.

La thoracentèse n'a été nécessaire que dans deux cas : d'abord chez la femme de 27 ans de Troisier, et là le succès a été complet et rapide ; le pneumothorax a disparu dès le lendemain de l'opération, quelques jours après le début de la maladie. Ensuite chez l'homme de 50 ans de Ramskill, qui a guéri en 3 semaines.

On peut supposer que souvent le poumon ne s'était pas complètement affaissé sous l'influence de la pénétration de l'air dans la plèvre. C'est ce qui arrive probablement assez souvent chez les grands emphysémateux. Zahn l'a constaté à l'autopsie d'un de ses sujets.

Voici les conclusions à tirer provisoirement de l'examen de ces 12 cas, en attendant que la publication de faits nouveaux permette d'établir des conclusions définitives :

1° Chez les grands emphysémateux, le. pneumothorax est mortel dans les 2/3 des cas.

2° Il est presque toujours simple, sans épanchement liquide.

3° S'il y a dyspnée urgente, *il faut* pratiquer la thoracentèse.

CHAPITRE II

PNEUMOTHORAX DES EMPHYSÉMATEUX LATENTS. PNEUMOTHORAX PAR EFFORT. PNEUMOTHORAX DES CONSCRITS. PNEUMOTHORAX BÉNIN.

Je réunis dans ce chapitre :

1º Les sujets sains en apparence et qui ont contracté leur pneumothorax *à la suite d'un effort*, sans traumatisme.

2º Les sujets sains en apparence chez qui l'accident est survenu sans cause appréciable, *sans effort*.

3º Les sujets atteints d'affections antérieures légères, difficiles à déterminer parce qu'en général elles ne paraissaient pas mériter l'honneur d'un examen médical et qu'à leur égard il faut s'en rapporter aux renseignements fournis par les malades; par conséquent *non tuberculeux*.

Tous ces sujets sont, pour moi, des *emphysémateux latents*, c'est-à-dire qu'ils ont tous quelques vésicules distendues préalablement, qui cèdent à un moment donné soit sous l'influence d'un effort, soit sans cause connue.

On comprend que je me refuse à créer une catégorie spéciale pour le *pneumothorax par effort*, puisque la physiologie démontre qu'un poumon *absolument, rigoureusement sain*, ne doit pas céder sous l'influence d'un effort même violent.

D'ailleurs, au point de vue pratique, cela a peu d'importance : qu'il y ait eu effort ou non, chez les sujets sains en apparence ou atteints d'affections thoraciques très discrètes le pneumothorax unilatéral évolue d'une façon tellement uniforme, il a des allures cliniques tellement régulières, qu'on m'approuvera d'avoir réuni tous ces cas, malgré quelques divergences étiologiques.

En réalité tous ces cas sont superposables.

Le grand caractère qui leur est commun c'est la *bénignité* relative. Sur les 37 sujets, 3 seulement ont succombé.

Encore un autre facteur important : sur les 37 sujets, il y a 32 hommes et seulement 5 femmes.

Enfin l'âge : presque toujours des hommes de 20 ans environ, c'est-à-dire, puisque nous sommes en France et que nous parlons de citoyens valides des *conscrits.*

Je n'ai pris pour base de mon étude que les faits sur lesquels les auteurs ont fourni des renseignements suffisants. J'ai négligé les autres.

Ainsi Stephen Mackenzie a pris la parole dans une discussion de la Société clinique de Londres en 1887 pour relater simplement qu'il avait vu un jeune homme parfaitement bien portant en apparence, atteint de pneumothorax : rien de plus. Broadbent, dans la même séance, a parlé de trois jeunes gens en bonne santé qui contractèrent la même maladie, à gauche ; dans le 3e cas le pneumothorax était obscur ; il y avait des adhérences étendues de la plèvre.

De pareilles indications sont insuffisantes quand il s'agit d'une étude clinique.

J'ai laissé également de côté certains faits fort intéressants et qu'on pourrait rapprocher de ceux que j'ai étudiés, mais où l'influence du traumatisme était trop évidente : tels sont les cas de sujets qui ont subi un écrasement du thorax ; tel est le fait très curieux (Bodenheimer [1]) d'un sujet tombant à l'eau d'une hauteur de 90 pieds, contractant un pneumothorax à droite et guérissant en 10 jours sans exsudat.

Donc, ayant passé au crible une longue série d'observations, j'en ai retenu 37 ; ne pouvant, faute de place, les résumer, je vais en extraire la substance.

Étiologie.

J'ai dit que l'influence du *sexe* était capitale : sur 37 sujets, 32 hommes et 5 femmes.

L'influence de l'*âge* n'est pas moins importante. Il suffit, pour s'en convaincre, de jeter les yeux sur le tableau suivant :

Nombre des cas où l'âge est spécifié : 32.

Sujets ayant	de 16 à 20 ans	—	12	
—	de 20 à 25 ans	—	3	
—	de 25 à 30 ans	—	4	11
—	de 30 à 35 ans	—	4	
—	de 35 à 40 ans	—	3	
—	de 40 à 45 ans	—	3	
—	de 45 à 50 ans	—	1	
—	de 50 à 55 ans	—	1	
—	— 56 ans	—	1	

C'est donc de 16 à 20 ans qu'est le maximum de fréquence (12 cas) ; puis vient la période de 20 à 35 ans qui fournit un nombre presque égal à celui de la période précédente (11 cas). J'ajoute que parmi les malades dont l'âge n'est pas indiqué il y en a 3 qui sont désignés comme jeunes hommes. Si j'avais voulu ajouter à ceux-là les 3 jeunes gens de Broadbent et le jeune homme

---

1. *Berlin., klin. Woch.*, 1865.

de Stephen Mackenzie, le nombre des cas se rapportant à la jeunesse aurait encore augmenté. Mais ces renseignements suffisent. On comprend d'ailleurs que le cadre où sont admis ces sujets soit fermé aux gens âgés puisque ceux-ci, devenant de grands emphysémateux ou contractant des maladies thoraciques d'un autre ordre, trouvent leur place dans d'autres catégories de malades.

On remarquera d'autre part, dans la série que j'étudie présentement, l'absence complète des enfants. J'ai montré que les enfants contractaient souvent l'emphysème sous-cutané et rarement le pneumothorax; quand ils sont atteints de pneumothorax, c'est au cours d'une affection déterminée : coqueluche, broncho-pneumonie. Ils sont d'ailleurs peu exposés à accomplir les violents efforts que nous notons chez les hommes vigoureux.

Donc c'est de 16 à 20 ans que la maladie sévira de préférence, et plus près de 20 ans que de 16, puisque nous comptons seulement deux sujets de 16 ans, et deux de 17, tandis qu'il y en a trois de 18 et cinq de 19 ans.

C'est pour marquer ce fait de la fréquence *autour de 20 ans* que j'ai voulu désigner cette variété sous le nom de *pneumothorax des hommes de 20 ans*, ou *pneumothorax des conscrits*.

Jusqu'à 35 ans il y a encore quelques exemples de la maladie, puis les cas deviennent de plus en plus rares jusqu'à 55 ou 56 ans.

Un fait digne de remarque : sur 37 observations j'en compte 20, c'est-à-dire plus de la moitié, qui sont dues à des médecins anglais. Ce chiffre relativement considérable peut être attribué au zèle stimulé, chez les observateurs d'outre-Manche, par deux discussions à la Société clinique de Londres en 1882 et 1887. Mais aurons-nous le droit, en présence d'un nombre de cas aussi imposant, de refuser à l'Angleterre qui est le pays du sport et des exercices violents, le privilège d'être aussi la terre classique du pneumothorax des hommes robustes, des hommes de 20 ans?

Quel a été le *rôle de l'effort* dans la pathogénie de ce pneumothorax?

On peut constituer, à ce point de vue, à l'aide des faits publiés, deux catégories distinctes :

1° *Cas dans lesquels l'influence de l'effort est manifeste.* Ces cas sont au nombre de 16. Je vais signaler les détails étiologiques spéciaux à chaque malade :

Un jeune homme de 16 ans (Ferrari) *jette violemment à terre un lourd fardeau qu'il portait;* point de côté immédiat, mais dyspnée apparaissant seulement au milieu de la nuit.

Un ecclésiastique de 33 ans (Dowell) ressent, *pendant un accès de rire violent,* comme un déchirement au côté gauche.

Un étudiant de 19 ans (Biermer) éprouve, *pendant une danse désordonnée,* une sensation très pénible à la région du cœur.

Un jeune homme (Thorburn) a fait de *violents efforts pour ramer.*

Un homme de 30 ans (Thorburn) tombe malade après avoir fait des *travaux de jardinage très fatigants.*

Un homme de 54 ans (Bernutz et Desnos), garde de constructions, ayant eu à *soulever une lourde poutre* et se voyant en danger d'être écrasé par elle, fit des efforts inouïs pour éviter l'accident et y réussit, grâce à l'appui d'un passant. Mais à peine l'équilibre de la poutre était-il rétabli que ce sujet tomba suffoqué.

Une fille de 29 ans (Vogel) a fait un effort violent pour *soulever une baignoire*.

Un homme de 46 ans (Renault) fut atteint de pneumothorax à la suite d'un *coït quatre fois répété*.

Un jeune homme (S. Wilks) était occupé à *coller des affiches* quand il éprouva une douleur si vive et une oppression telle qu'il tomba sur le sol. Pneumothorax à droite.

Un jeune homme de 19 ans (Delgrange), *faisant ressortir le puissant développement de sa poitrine*, éprouva soudain un point de côté violent à gauche.

Un garçon de 17 ans (Jonhson) court 20 milles dans un *paper chase* et tombe épuisé. Il n'a.son pneumothorax que le 4° jour, après avoir monté rapidement un escalier.

Un aide maçon de 39 ans (de Havilland Hall) est pris *en balayant* d'un point de côté à gauche et s'évanouit.

Un forgeron de 42 ans (Dutil), ayant eu à couper à coups de marteau une épaisse lame de fer et s'étant beaucoup fatigué pendant un quart d'heure, éprouva en rentrant chez lui un point de côté suivi de suffocation.

Un homme de 33 ans (L. Galliard[1]), ayant soulevé de terre sa fille âgée de 3 ans qu'il voulait embrasser, éprouva immmédiatement le point de côté caractéristique.

Un clairon (V. Widal), en sonnant vigoureusement de son instrument, fut pris subitement d'un pneumo-

---

1. *France méd.*, 1887, et *Arch. gén. de méd.*, 1888.

thorax suivi d'épanchement purulent auquel il succomba.

Une fille de 56 ans (Gabb) fut prise de pneumothorax
à droite, à la suite de l'effort accompli pour saisir
quelque chose sur une planchette élevée.

Donc 16 fois sur 37, c'est-à-dire dans la moitié des
cas environ, l'influence de l'effort n'a pu être con-
testée.

Parmi les sujets de cette catégorie, 12 étaient bien
portants avant l'accident et n'avaient rien de spécial
à noter dans les antécédents.

Pour les 4 autres je trouve que le forgeron de Dutil
était devenu depuis une semaine un peu court d'haleine ;
que le garçon de 17 ans de Johnson avait eu une toux
opiniâtre *deux ans auparavant;* que le malade de
Renault avait depuis une année la respiration assez
courte et depuis 3 semaines un point de côté (il n'est
pas signalé cependant par l'auteur comme grand
emphysémateux ; une pareille déclaration l'aurait fait
ranger dans la catégorie du chapitre précédent) ; que
mon malade, l'homme de 33 ans, avait eu deux jours
avant son pneumothorax un léger accès de fièvre her-
pétique.

2° *Cas où l'effort a manqué.* Dans cette série de
21 cas, les sujets ont été frappés plusieurs fois tandis
qu'ils marchaient paisiblement. Tel est le garçon de
17 ans d'Oppolzer, qui éprouva son point de côté en
rentrant à la maison ; tel est le cultivateur âgé de
25 ans, de Desmaroux, qui fut pris de douleur violente
pendant un trajet à pied ; tel est le commis âgé de
21 ans, signalé par Whipham. qui, s'étant exposé au
froid huit jours auparavant, ressentit sa douleur en
marchant sans hâte dans la rue ; tels sont le garçon

de 18 ans de Harris, et le gymnaste âgé de 22 ans de S. West [1] qui furent atteints en se promenant ; tel est le commis de Coupland qui fut atteint le matin en allant tranquillement à son bureau.

D'autres se sont trouvés suffoqués *au lit*. L'homme de 29 ans, cité par Abeille, s'était couché en revenant du spectacle : à 5 heures du matin, il éprouva une douleur violente au sein droit. L'homme de 30 ans signalé par Bojaczinski fut réveillé au milieu de la nuit par la suffocation caractéristique. L'adulte observé par Heitler fut réveillé le matin par son accès d'oppression. Le garçon de 19 ans de Vinay fut pris brusquement *au saut du lit* et obligé de se recoucher.

Un des sujets parlait sans animation (fille de 28 ans signalée par Förster) ; un autre était assis à l'église (garçon de 19 ans de Ranking) ; un troisième (femme de 29 ans de Bull) jouait du piano.

Chez quelques-uns on a noté un refroidissement antérieur : la femme de 30 ans de S. Wilks, grosse de 8 mois, s'était refroidie quelques jours avant l'accident, mais avait continué à sortir ; le garçon de 21 ans de Whipham s'était exposé au froid, huit jours avant, pendant 12 heures ; l'un des deux malades de Coupland avait pris froid deux jours avant l'apparition du point de côté ; le garçon de 16 ans de Waller s'étant refroidi le 19 avril, eut la dyspnée initiale le 25, et son pneumothorax fut constaté le 27.

Quant au malade de Stokes, qui est le premier en date de ceux qui figurent dans ce chapitre (1840), à l'homme de 40 ans de Drummond et au garçon de

---

1. Ce malade eut une première récidive à la suite d'une partie de foot-ball et une seconde en sortant du lit.

18 ans d'Orlebad, nous n'avons pas de renseignements exacts sur le début de leur affection.

Si nous résumons, dans cette statistique, les indications fournies par les auteurs sur l'état de santé antérieur de leurs malades, nous constatons que 9 sujets avaient eu des affections légères récentes ou anciennes, et que 25 ont été déclarés absolument sains. Donc le plus grand nombre a été frappé en pleine santé *apparente*; je dis apparente, parce que je n'admets pas chez eux l'intégrité *absolue* du parenchyme pulmonaire avant l'accident qui a déterminé le pneumothorax.

Notons encore que la femme de 30 ans de S. Wilks était grosse de 8 mois quand elle contracta son pneumothorax. Elle put cependant accoucher à terme sans complication et guérir ensuite complètement.

Le *côté* du pneumothorax a été signalé 31 fois. C'était 19 fois *à droite* et 12 fois *à gauche*. Le côté droit a donc été plus souvent intéressé que l'autre. Dans les 6 autres cas, le côté n'est pas indiqué.

Il n'y a pas eu de pneumothorax double.

Symptômes.

Le début a été généralement brusque, *foudroyant*, quand le pneumothorax a succédé à un effort. Les malades ont éprouvé immédiatement une douleur atroce sous le sein ou à la région du cœur avec une sensation de déchirement intérieur; puis dyspnée et suffocation.

Le malade de Bernutz et Desnos est tombé épuisé ne pouvant proférer une parole. Le malade de S. Wilks a perdu connaissance. Le jeune homme de Delgrange est devenu subitement pâle, il a fait un effort pour vomir, il a éprouvé une sensation de rupture, puis il a eu une syncope.

Donc, en général, le point de côté et la dyspnée suivent immédiatement l'effort.

Mais il peut se faire que la dyspnée retarde sur la douleur pongitive. Le débardeur de Ferrari, par exemple, eut son point de côté après avoir jeté à terre la lourde charge qu'il portait, mais il put rentrer, se mettre au lit et s'endormir : il fut réveillé par un violent accès de dyspnée.

Plusieurs malades ont pu rentrer chez eux, monter même quelques étages.

L'étudiant de Biermer, malgré le vertige, l'angoisse respiratoire et les sueurs profuses, resta encore un moment dans la salle de bal où il venait de ressentir la pénible douleur, à la suite d'une danse désordonnée ; il ne la quitta que quand il eut commencé à tousser et à perdre la voix. Il eut le courage de sortir encore les jours suivants, en dépit de la toux incessante, des douleurs et de la dyspnée.

Quand l'effort a manqué, le début peut encore être brusque ; mais en général les souffrances sont moins violentes ; les malades conservent la force de faire au moins quelques mouvements.

Donc tantôt début brusque avec grande dyspnée, suffocation pressante ; tantôt début semi-brusque ; le début lent est exceptionnel.

La détresse respiratoire est généralement moins intense dans cette catégorie de faits que chez les grands emphysémateux et chez les tuberculeux avancés. Aussi la thoracentèse n'a-t-elle pas été souvent jugée nécessaire. Chez l'un des deux malades de S. Wilks cependant, la gravité de la situation était telle, qu'après avoir discuté

la thoracentèse les médecins décidèrent de laisser
mourir le malheureux en paix et s'abstinrent. Cependant, le second jour, il y eut une amélioration appréciable et la guérison s'effectua complètement.

Les frissons répétés ont précédé le point de côté
dans le cas de Desmaroux.

On signale, après la douleur pongitive initiale, la
perte de connaissance et la syncope ; d'autres symptômes
moins graves sont les vertiges, les sueurs profuses.

Chez le malade d'Harris (jeune homme de 18 ans),
le pneumothorax total du côté gauche, survenu sans
effort préalable, se compliqua de parésie du membre
supérieur droit et d'aphasie. Ces désordres nerveux
réflexes d'origine pleurale, d'ailleurs transitoires, ne se
sont retrouvés dans aucun autre cas.

La fièvre est modérée ou nulle. Les variations du
pouls sont insignifiantes.

Les *signes physiques* peuvent être mis en évidence dès
la première heure, mais le médecin n'est pas toujours
requis immédiatement.

Chez mon malade (homme de 33 ans atteint de
pneumothorax pur à la suite d'un effort), j'ai pratiqué
l'examen du thorax une heure et demie après l'accident. A ce moment l'ensemble symptomatique était déjà
complet.

Je n'insisterai pas sur les signes qui sont presque
invariablement ceux du pneumothorax *simple, sans
liquide :* dilatation du côté malade, immobilité de ce
côté, voussure, tympanisme, suppression des vibrations
vocales, absence de bruit respiratoire, ou bien bourdonnement amphorique (respiration, toux, voix amphoriques), tintement métallique. Le bruit d'airain ne fait
jamais défaut.

L'absence de bruit de succussion caractérise la variété de pneumothorax que j'étudie ici, cinq malades seulement ayant eu du liquide épanché. Ferrari a constaté ce bruit avec de la matité à la base à une époque très rapprochée du début; dans le cas de Förster, il y avait un peu de matité à la base, mais le bruit de succussion n'était pas net. Dans le cas de Biermer (étudiant de 19 ans), l'exsudat pleurétique apparut secondairement. Deux fois il y a eu du pus au bout d'un certain temps.

Parmi les symptômes rares, il y a le tintement métallique d'origine cardiaque et le bruit de rouet sous-claviculaire à droite (le pneumothorax étant de ce côté), que j'ai signalé le premier en l'attribuant à la compression des gros troncs veineux intrathoraciques.

L'auscultation du poumon du côté opposé a révélé seulement l'existence de la respiration supplémentaire, puérile. J'ai dit qu'il n'y avait pas eu de pneumothorax bilatéral.

Marche. Durée. Pronostic.

Sur les 37 faits de ce groupe, je compte seulement 3 décès : la terminaison fatale a eu lieu une fois au bout de 3 jours (Stokes), une fois au bout de 4 jours (Desmaroux). Dans le cas de V. Widal, où le pneumothorax s'est compliqué d'épanchement purulent, la durée n'est pas indiquée.

Dans les 34 cas favorables, la durée a varié de 8 à 120 jours.

On conçoit que le nombre de jours ne soit pas exactement indiqué partout, car, dès que la respiration devient facile, le malade se dérobe à l'examen du médecin. Il est donc difficile d'indiquer l'heure précise de la guérison : la détermination ne peut être qu'approximative.

En prenant les 27 cas où la durée est fixée soit approximativement, soit exactement par les auteurs, je puis dresser le tableau suivant :

Nombre des cas favorables dont la durée est indiquée par les auteurs 27

Pneumothorax guéri au bout de			
—	—	8 jours dans	2 cas.
—	—	21 —	4 ⎫
—	—	24 —	1 ⎪
—	—	26 —	1 ⎬ 14
—	—	30 —	8 ⎭
—	—	45 —	2 cas.
—	—	50 —	2 —
—	—	60 —	3 —
—	—	90 —	2 —
—	—	120 —	2 —

On voit donc que le chiffre le plus souvent indiqué est celui de 30 jours; puis viennent 6 guérisons du 21e au 26e jour. Si nous ajoutons aux 14 cas de cette sorte 3 cas où la guérison a été considérée comme *assez rapide* (?), nous pouvons admettre qu'en général la guérison est obtenue, si nulle complication ne surgit, vers le 28e jour ou le 30e jour.

Quelles sont les conditions qui peuvent retarder la guérison?

Ce ne sera pas le mode de début. L'âge mérite d'être considéré : on comprend que les sujets âgés guérissent lentement. L'homme de Bernutz et Desnos, dont la plèvre a suppuré au bout d'un mois, avait 54 ans. Peu de chose à dire des maladies antérieures.

La malade de S. Wilks, atteinte au 8e mois de la grossesse, était dans de mauvaises conditions pour guérir vite. Cependant l'examen pratiqué chez elle

3 mois après l'accident révéla la disparition complète du pneumothorax.

Ce n'est pas sans étonnement qu'on lit, dans l'observation de Ranking, l'histoire de ce garçon de 19 ans qui guérit complètement en 2 mois et chez qui, 3 mois après cette guérison, on constata un anévrisme de l'aorte !

L'épanchement purulent, noté 2 fois, a causé la mort chez le clairon de V. Widal ; il a retardé la guérison jusqu'à la fin du 4e mois chez le malade de Bernutz et Desnos.

L'épanchement de sérosité n'a pas empêché la guérison rapide (quelques jours) chez le malade de Ferrari, qui fut ponctionné au début; ni chez l'étudiant de Biermer, qui guérit complètement en 30 jours. Chez la malade de Förster, au contraire, qui avait eu, dès le début, un peu de matité à la base sans bruit de succussion net, la guérison ne fut pas notée avant la fin du 3e mois.

La *pleurésie sèche*, se révélant par du frottement au moment où les deux feuillets de la plèvre se retrouvaient en contact, c'est-à-dire à la fin de la maladie, paraît avoir été, dans 3 cas, sans influence considérable. Mais 3 fois aussi le frottement a été perçu dans des cas à marche relativement lente, guérissant en 42, 45, 60 jours. La pleurésie sèche peut donc retarder la guérison. Serait-ce, comme l'admet Senator, parce que les fausses membranes s'opposent à la résorption de l'air?

Quoi qu'il en soit, il faut redouter l'irritation pleurale (et c'est une des raisons qui doivent retenir la main du chirurgien dans ces cas), même l'irritation légère. Cette irritation a pu paraître désirable chez certains tuberculeux inhabiles à fabriquer du tissu de cicatrice et ne guérissant qu'à l'aide des fausses membranes oblitérantes. Mais ici, le poumon étant sain ou à peu près sain se cicatrise aisément, et nous pouvons, par conséquent, faire bon marché des fausses membranes pleurales. La cicatrisation pulmonaire est le procédé de guérison le plus fidèle et le plus rapide.

Les *récidives* ont été notées chez les malades de Gabb, de S. West, de Bull. Elles peuvent être multiples. La malade, âgée de 56 ans, dont Gabb a relaté l'histoire, a eu quatre accès, dont le premier, en 1874, le dernier en 1888, toujours du même côté.

Le *pronostic* est facile à formuler.

Il n'y a eu que 3 morts en regard de 34 guérisons. Le chiffre de 8.18 $^o/_0$ représente donc la mortalité.

Un accident qui tue 8 personnes sur 100 n'est assurément pas chose bénigne. Mais il importait d'opposer le pronostic de cette variété de pneumothorax à celui de toutes les autres. De là le mot : *pneumothorax bénin*.

Anatomie pathologique.

Les lésions anatomiques ont pu être constatées dans la belle observation de Ranking.

Il s'agissait, je l'ai dit, d'un homme de 19 ans, considéré comme délicat, qui avait contracté un pneumothorax au côté gauche sans cause connue, à l'église, et qui guérit d'une façon complète en deux mois. Or, trois mois après cette guérison, ce jeune homme mourut subitement d'un *anévrysme de l'aorte*. On ne trouva ni tubercules pulmonaires, ni pleurésie à gauche. Le sommet du poumon gauche présentait quelques vésicules emphysémateuses, communiquant les unes avec les autres.

C'était la rupture d'une de ces vésicules qui avait causé le pneumothorax.

Chez le malade de Stokes qui avait succombé en trois jours, il y avait au bord inférieur du poumon droit une vésicule emphysémateuse sous-pleurale rompue ; pas de liquide dans la plèvre.

Le clairon de V. Widal qui succomba avec un épanchement purulent avait le poumon légèrement emphysémateux, sans traces de tubercules.

Traitement.

Révulsion sous forme de ventouses, inhalations d'oxygène, injections de morphine, etc., voilà pour le traitement médical.

Quant à la *thoracentèse*, elle pourra être nécessaire à la première heure, la dyspnée étant urgente. Cependant elle n'a été pratiquée que 4 fois sur les 37 cas.

Ferrari (1855) l'a faite dès le début pour un pneumothorax du côté droit et a obtenu avec l'air quelques gouttes de sérosité limpide. Le résultat de cette opération a été favorable.

Church (1876) l'a pratiquée quelques heures après le début chez son forgeron de 37 ans dans le 5e espace droit. Le cœur qui était refoulé *à gauche du sternum* a repris sa place et le malade s'est déclaré soulagé. Il a eu le lendemain une vaste plaque d'emphysème sous-cutané autour de la piqûre. Le malade a guéri en trois semaines, délai normal.

Orlebad a soulagé par le même procédé, en 1882, un garçon de 18 ans, atteint à droite.

Waller (1890) se trouva en présence d'un pneumothorax à poussées successives chez un garçon de 16 ans qui, ayant pris froid le 19 avril, n'eut de dyspnée caractéristique que le 25. Le 27 il n'y avait encore ni tympanisme ni abolition des vibrations vocales. Le tympanisme n'apparut que le 29 avril, et le 30 on nota la dilatation du thorax. Ce fut seulement le 3 mai, 9e jour de la maladie, que l'oppression s'exaspéra au point de nécessiter la thoracentèse. Celle-ci fut faite à l'aide d'un trocart à hydrocèle, fournit de l'air et pas de liquide, et soulagea beaucoup le malade qui déclara que la ponction lui avait sauvé la vie.

Ce sujet avait eu, au début de son pneumothorax, une bronchite qui aggravait sa situation ; quatre jours après l'accident il avait de la fièvre. Il guérit cependant vers le 24e jour.

On remarquera que les quatre pneumothorax qui ont nécessité la ponction siégeaient à droite. C'est également à droite que siégeait le pneumothorax du jeune homme de S. Wilks dont l'état paraissait désespéré et qu'on décida de laisser mourir en paix ; j'ai dit que ce sujet avait guéri. A droite encore le pneumothorax dans le cas mortel de Desmaroux ; à droite celui qui entraîna la mort du malade de Stokes.

On aurait donc tort de penser, avec plusieurs auteurs, que l'existence du pneumothorax à gauche, lequel dévie le cœur, fournisse des indications plus pressantes à la thoracenthèse que celui du côté droit. C'est le contraire qui serait vrai. D'ailleurs j'ai indiqué que la variété présente paraissait plus fréquente à droite (19 cas à droite contre 12 à gauche).

Les premières heures passées, la première journée passée si l'on veut, les indications de la thoracenthèse sont de moins en moins pressantes, et dès lors, à moins d'accidents comme ceux qui ont tué, au 3e et au 4e jour, les malades de Stokes et de Desmaroux (ces sujets n'ont pas été ponctionnés), il faut éviter de la faire.

Elle aurait pour inconvénient, en effet, en facilitant la décompression du poumon, de mettre obstacle à la cicatrisation de la plaie pulmonaire. Il faut se rappeler que, pour se cicatriser, le poumon a besoin d'une immobilité absolue. On évitera donc les alternatives de dilatation et de rétraction que provoquerait la thoracentèse.

Quand, avec de l'air, il y a du liquide et surtout quand il y a du pus, la question devient différente. Mais là encore il ne faut ponctionner qu'au moment où l'on supposera l'orifice pulmonaire oblitéré.

En résumé, *grande prudence* pour ce qui concerne l'intervention chirurgicale.

CHAPITRE III

PNEUMOTHORAX DES PNEUMONIQUES ET· DES BRONCHO-PNEUMONIQUES.

Cette variété de pneumothorax est peu connue.

Si l'on se contentait des renseignements que fournit Grisolle dans son *Traité de la pneumonie*, on serait tenté de la mettre en doute.

Grisolle, en effet, n'a jamais observé cette complication. Quand il soumet à une critique sévère les cas publiés par Hudson, Graves, Stokes, il démontre que les symptômes sur lesquels ces auteurs ont fondé leur diagnostic (son tympanique, souffle amphorique, déplacement du cœur) n'avaient pas toute la valeur qui leur a été accordée. Ce qui a pu nuire à l'observation de ces auteurs c'était la préoccupation de démontrer l'existence du pneumothorax par exhalation à la surface de la plèvre, sans perforation pulmonaire.

Cependant il existe, même chez les auteurs qui ont précédé Grisolle, des cas qui méritent d'être pris en sérieuse considération.

En 1829, Maréchal publiait dans le *Journal hebdomadaire* deux observations de pneumothorax chez des filles de dix ans atteintes de pleuro-pneumonie, développée chez l'une spontanément, chez l'autre dans le cours de la fièvre typhoïde. Après avoir constaté pen-. dant la vie les signes caractéristiques de la maladie, on reconnut, à l'autopsie, que l'air s'échappait en sifflant de la cavité pleurale. L'insufflation des poumons distendit, chez l'un des sujets, les lobes supérieur et inférieur du côté droit, tandis que le lobe moyen se gonfla très peu, étant en partie splénisé.

Rilliet et Barthez qui commentent les faits de Maréchal pensent que dans ces deux cas on aurait pu constater la rupture d'un *très petit abcès*.

Baron (*Clinique*, 1841) rapporte un cas de pneumothorax du côté droit chez un enfant dont le poumon, de ce côté, présentait une hépatisation grise partielle. La plèvre contenant l'air était saine. A gauche il y avait *quelques lobules emphysémateux*.

Durrant (*London med. gaz.*, 1842) a vu un homme de 34 ans atteint de pneumonie du lobe inférieur gauche qui s'était promptement amélioré quand, par une cause inconnue, tous les symptômes s'aggravèrent. Dyspnée urgente. Pouls petit 96. Toux fréquente. Expectoration verte, jaunâtre, muco-purulente, *fétide*. Douleur continue ne permettant pas au malade de se coucher sur le côté gauche, où l'on ne trouvait aucune trace de murmure respiratoire. En avant et en arrière bronchophonie distincte, sonorité tympanique entre les cinquième et septième côtes gauches. Épanchement pleurétique à gauche. La toux, la fétidité de l'haleine et les douleurs de côté persistèrent longtemps. Guérison lente mais complète.

Béhier pense que dans ce cas il s'est agi non pas d'un pneumothorax suite de pneumonie, comme le voulait Durrant, mais d'une caverne gangréneuse guérie (?).

Monneret (*Arch. de méd.*, 1853) a soigné une femme

de 22 ans qui, quinze jours avant d'entrer à l'hôpital, avait eu un point de côté avec fièvre et qui offrait des signes de pleuro-pneumonie gauche. Cinq jours après l'entrée, perforation non douteuse; souffle amphorique, tintement métallique, etc.. Mort le lendemain.

A l'autopsie, caverne gangréneuse du volume d'un œuf de pigeon, ouverte dans la plèvre. La gangrène serait ici consécutive à la pneumonie, d'après Monneret.

Dans le livre de Rilliet et Barthez, je trouve la relation de 3 cas personnels dont deux mortels, où le pneumothorax est attribué à la pneumonie; mais dans l'un des cas mortels il y avait coïncidence de tuberculose. Aussi dois-je réserver ce cas pour le chapitre où j'étudierai le pneumothorax chez les tuberculeux. La même coïncidence était à relever dans deux observations de Barrier que je citerai au même chapitre. Dans ces 4 cas mortels, la perforation était due à de petits abcès qui communiquaient largement avec les ramifications bronchiques.

Rilliet et Barthez donnent, à côté de ces faits, l'observation très curieuse d'un enfant de 3 ans chez qui le pneumothorax résulta, d'après eux, d'une affection suraiguë des organes thoraciques, d'une *pneumonie*.

Cet enfant avait été pris brusquement, en pleine santé, de toux intense, de nausées, de vomissements, et, dès le quatrième jour, au moment de l'entrée à l'hôpital, on constatait une fièvre vive (144 pulsations), des battements des ailes du nez. A gauche, il n'y avait que de la respiration puérile. A droite, silence complet dans l'inspiration; expiration clairement amphorique à la base. En avant, percussion très sonore; en arrière, percussion moins sonore qu'au côté opposé qui était

sain. Le 7e jour la sonorité s'accentuait à la base du côté
malade. Le diagnostic de pneumothorax paraissait évident. Dès le 24e jour on ne percevait plus la respiration
amphorique. Le 30e jour, l'enfant quittait l'hôpital en
bon état de santé.

On remarquera que, dans cette observation, il y a
une lacune importante : les auteurs déclarent eux-
mêmes qu'ils n'ont pas recherché le bruit de succussion, évitant de tourmenter l'enfant dont la mort paraissait imminente. Ils ne peuvent donc affirmer l'absence
de liquide.

Je noterai pour mon compte, dans ce fait, l'absence
de matité à la base et même la sonorité à ce niveau et
je dirai qu'on cherche en vain, parmi les signes indiqués,
un seul argument en faveur de l'épanchement liquide.

Si donc nous rapprochons ce pneumothorax, qui a
guéri en 30 jours, de la série des pneumothorax observés
chez les emphysémateux latents et qui guérissent
exactement dans les mêmes délais, pourrons-nous
négliger un pareil enseignement ? Pourrons-nous écarter
l'hypothèse d'une rupture de vésicules emphysémateuses
s'étant produite chez ce jeune pneumonique, absolument
comme chez les sujets sains en apparence ou légèrement
atteints dont j'ai écrit l'histoire et qui guérissent si
bien de leurs pneumothorax ?

J'insiste ici sur cette question de pathogénie parce
que, chaque fois qu'il s'est agi d'un pneumothorax survenant au cours d'une affection aiguë de poitrine, les
auteurs n'ont jamais manqué d'invoquer la rupture
d'un abcès du poumon, à défaut de tubercule ramolli.

Or j'admets bien, à l'origine de la rupture, l'abcès et
même la gangrène, quand les accidents se montrent
graves, quand il y a pneumothorax compliqué d'irri-

tation pleurale, d'épanchement séreux et surtout purulent. Je la repousse quand je vois un pneumothorax bénin, sans complication, guérissant en 30 jours.

La distinction me paraît importante à établir puisque sur cette distinction anatomique doit reposer, à mon avis, la notion de deux formes cliniques bien tranchées de pneumothorax compliquant la pneumonie : l'une *bénigne*, avec ou sans liquide, curable, correspondant à la rupture de vésicules emphysémateuses (emphysème vicariant); l'autre *maligne*, avec épanchement liquide (purulent d'habitude), correspondant à la rupture des abcès ou des foyers de gangrène.

Je dois avouer que la *forme bénigne* est rare [1].

Cependant, à côté du cas de Rilliet et Barthez, je trouve le fait de Talma [2], où un pneumonique, ayant contracté un pneumothorax, a guéri sans qu'il y ait jamais eu chez lui d'épanchement liquide.

Une autre observation, due à Vallin [3], peut être rapprochée de ces deux là, puisque, malgré l'existence d'un épanchement liquide, la guérison s'est produite dans l'espace d'un mois. Ici il s'agit non pas d'une pneumonie lobaire, mais d'une broncho-pneumonie.

Le sujet observé par Vallin était une fillette de 3 ans 1/2 atteinte, le 15 février 1875, de bronchite avec fièvre. Le 28, les râles sonores avaient diminué, mais on trouvait encore, au sommet gauche, de la matité, des râles sous-crépitants à grosses bulles et un peu de

---

1. Dans le cas de Petz (*Gazeta lekarska*, 1873), il s'agit d'un pneumothorax survenu au cours d'une pneumonie lobaire et guéri, mais j'ignore s'il y a eu du liquide.

2. *Zeitschrift f. klin. Med.*, 1885.

3. *France méd.*, 1877.

résonnance vocale. C'est de ce côté, à gauche, que survint le 8 mars, à la suite d'un accès de toux, une douleur soudaine et aiguë avec suffocation imminente; on constata de la respiration amphorique, du tympanisme, du bruit d'airain. Les râles persistaient au sommet : il y avait donc adhérence du sommet, et le pneumothorax n'était pas total. Le 12 mars, bruit de succussion. Le 18 mars, T. 39° le soir. Sous la clavicule gauche, on percevait des râles sous-crépitants et un souffle assez doux. Le 10 avril, le pneumothorax était guéri ; il n'y avait plus ni gaz ni liquide dans la plèvre. Plus tard l'enfant fut débarrassée de sa bronchite ; elle conserva un peu de rudesse respiratoire au sommet gauche, mais sa santé devint excellente.

Ainsi, dans ce cas, évolution comparable à celle qu'ont vue Rilliet et Barthez : guérison en 33 jours. Aussi, suis-je disposé à mettre en doute la *rupture d'un abcès lobulaire*, dont Vallin a affirmé l'existence et qu'il a inscrite dans le titre même de son observation. Mon hypothèse de vésicules emphysémateuses rompues aurait en sa faveur ici non seulement l'évolution favorable de la maladie, mais le siège même du pneumothorax. On a vu, en effet, que la partie du poumon le plus gravement atteinte, le sommet, est restée adhérente ; or, n'est-ce pas là qu'aurait dû siéger l'abcès, cause possible de l'accident, mais envers lequel la plèvre se trouvait protégée par ses adhérences ?

L'observation de Rodsajewski[1] va nous montrer un pneumothorax plus grave, compliqué d'épanchement de sérosité, mais finissant par guérir.

Le malade est un homme de 31 ans, qui, au milieu

---

1. *St-Petersb. med. Woch.*, 1886.

de janvier 1885, contracte une pneumonie de la base droite ; le 6° jour, on note 39° ; le 7ᵉ et le 9ᵉ jour, la température s'abaisse sans atteindre la normale. Le 13 février, à la suite d'une quinte de toux, bruit sifflant manifeste dans la poitrine, point de côté, dyspnée. Le 15, on trouve du tympanisme de tout le côté, sauf en bas où il y a de la matité. Bruit de succussion. Foie abaissé. Le 28, une ponction fournit de la sérosité. Nouvelle ponction, le 3 avril, donnant seulement 60ᶜᶜ de sérosité. Deux mois plus tard, un nodule induré au niveau du point de la première ponction dans le 5° espace s'abcède et s'ouvre. De là un écoulement continuel de sérosité qui dure jusqu'en mai 1886. Mais le pneumothorax guérit complètement.

Il serait téméraire de formuler une hypothèse sur la pathogénie de la rupture pulmonaire dans ce cas. Évidemment il s'agit d'un fait plus sérieux que les précédents. Je veux montrer cependant combien il diffère de tous ceux que je n'hésiterai pas à ranger dans ma seconde catégorie, celle des cas malins.

La *forme maligne* est plus fréquente, bien que trop peu connue jusqu'ici.

Aux faits déjà cités de Maréchal, de Baron, de Monneret, de Durrant (le malade de Durrant a fourni un exemple rare de guérison dans cette catégorie), je puis ajouter, pour mettre un peu de lumière dans cette question encore obscure, la relation de quelques cas bien observés. Presque partout le pneumothorax s'est accompagné d'épanchement purulent.

Un malade observé et autopsié par Gunsburg [1] avait

---

1. *Arch. gén. de méd.*, 1853.

cependant de la sérosité dans la plèvre (de même que le patient traité et guéri par Rodsajewski). C'était un garçon de 14 ans atteint de pneumonie suppurée du lobe inférieur droit. *Quelques heures avant la mort* survint, avec une douleur qui arracha un cri au malade, de la dilatation de tout le côté droit ; on reconnut l'existence du pneumothorax. La plèvre contenait deux livres de sérosité. A la base du poumon, au centre d'un tissu gris noirâtre, était une cavité de la dimension d'un œuf, percée au milieu.

On pourrait s'étonner de la non-purulence de l'épanchement si la date indiquée de la perforation ne montrait pas clairement que l'air a pénétré dans une plèvre déjà pourvue de liquide.

Encore de la sérosité (4 litres) chez un homme de 25 ans, autopsié par Treymann[1], et qui présentait, à la face antérieure du lobe supérieur gauche, une petite cavité remplie de pus, précédemment perforée. La pneumonie du sommet gauche avait débuté au mois de juin ; le pneumothorax datait du 19 juillet, la mort du 24 juillet. Il est difficile de savoir si, dans ce cas, l'épanchement séreux a précédé le pneumothorax ou l'a suivi.

Partout ailleurs, pyopneumothorax ; tels sont les cas de Selenski[2], de Kernig[3], d'Heitler[4], de Biach[5] ; dans ces faits la pneumonie s'était compliquée de gangrène.

Donc la règle est que le pneumothorax des pneu-

---

1. *St-Petersb. med. Woch.*, 1882.
2. Trad. russe du traité de A. Vogel, 1864.
3. *St-Petersb. med. Woch.*, 1883.
4. *Wien. med. Presse*, 1874.
5. *Wien. med. Woch.*, 1880.

moniques s'accompagne d'épanchement purulent, et il faut prévoir le cas où le pus deviendra fétide.

Il est une coïncidence intéressante qu'on a pu prévoir si l'on a lu, au chapitre de physiologie pathologique, ma courte étude sur la pathogénie de l'infiltration gazeuse des espaces conjonctifs interlobulaires et médiastinaux (emphysème à siège triple). C'est l'*emphysème sous-cutané*. Cette complication du pyopneumothorax a été signalée par Patruban [1] chez une fille de 10 ans dont l'abcès s'était ouvert dans le médiastin postérieur, et par Chvostek [2] chez un sujet qui avait eu une perforation par abcès sous-pleural.

On comprend aisément en effet qu'un abcès sous-pleural consécutif à la pneumonie puisse se frayer en même temps deux voies, par deux fistules, l'une du côté de la plèvre, l'autre dans le tissu cellulaire interlobulaire ; ou encore que l'air, s'échappant d'un abcès situé dans la profondeur du poumon et fusant dans les espaces conjonctifs, arrive à la plèvre pour forcer le passage sur un point faible, tandis que d'autre part il se laisse conduire dans le médiastin et sous la peau.

C'est surtout chez les enfants que les conditions de développement de l'emphysème sous-cutané se trouvent réalisées.

J'ai parlé, à propos de la coqueluche et à propos des suites de la trachéotomie, des cas rares où l'emphysème sous-cutané coïncide avec le pneumothorax. Dans la pneumonie et la broncho-pneumonie, même rareté de cette coïncidence. Cependant il faut en prévoir la possibilité et ne pas être surpris si le double accident se

---

1. *OEster. Zeits. f. prakt. Heilk.*, 1859.
2. *Wien. med. Wochenblätter*, 1866.

manifeste, puisqu'on y verra la double conséquence
d'une lésion unique.

Il faut se rappeler que chez les enfants atteints de
pneumonie ou de broncho-pneumonie l'emphysème
sous-cutané n'est pas très exceptionnel (je l'ai prouvé
dans mon mémoire publié en 1880 sur les relations de
cet accident avec les affections aiguës de poitrine). Qu'on
ne manque donc jamais de rechercher, en présence de
cette complication, si la perforation de la plèvre n'est
pas venue compromettre d'une façon irrémédiable la
situation du malade.

Le pneumothorax est-il toujours du même côté que
la pneumonie? On verra que chez les pleurétiques il peut
se manifester du côté opposé à l'épanchement liquide.
Eh bien! de même ici, les observateurs qui attribue-
ront avec moi, dans certains faits de pneumonie, le
pneumothorax à la rupture de vésicules emphysémateuses, pourront prévoir le cas où cette rupture se fera
du côté opposé à la pneumonie, puisqu'ils savent que
l'emphysème vicariant se manifeste également bien dans
l'un et l'autre poumon. Je ne possède pas de faits à
l'appui de cette hypothèse, mais je suis convaincu
qu'on en pourrait trouver.

Je n'ai voulu envisager ici que les cas où le pneumothorax est dû, chez les pneumoniques, à la rupture du
poumon[1] et cela en dehors de la tuberculose. J'aurais
pu montrer aussi le même accident survenant chez eux
par le fait d'une *romique;* j'aurais pu citer, par exemple,

---

1. Un relevé statistique fait à la clinique de von Mering, à
Kiew, a montré que, sur 422 pneumonies traitées, il n'y avait eu
que 2 pneumothorax, soit une proportion de 0,47 º/o.

le cas de Sevestre (1885) où le pneumothorax, observé chez un enfant de 18 mois affecté de broncho-pneumonie, fut attribué à l'ouverture dans le poumon d'une collection purulente enkystée de la plèvre.

Nous retrouverons autre part des broncho-pneumonies suivies de pneumothorax chez les tuberculeux, et quant aux vomiques elles seront étudiées dans un chapitre spécial.

Inutile d'insister sur les *symptômes* du pneumothorax des pneumoniques.

Inutile d'insister sur les difficultés du *diagnostic* si bien mises en relief par Grisolle et Béhier. Comme il s'agit d'un accident rare, on doit supposer qu'il passera souvent inaperçu, spécialement chez les enfants.

Il ne suffira pas de faire le diagnostic de la maladie, il faudra savoir à quelle variété on a affaire, car c'est de là que découlera le *pronostic*. Le pronostic en effet pourra être favorable si l'on est en présence d'un pneumothorax sans liquide, comme cela peut arriver dans la première des formes que j'ai essayé de distinguer et où l'on pourra attribuer l'accident à la rupture de vésicules emphysémateuses distinctes des foyers d'hépatisation (*forme bénigne*). Cette forme est la plus rare.

Tout au contraire, dans la *forme maligne*, c'est-à-dire quand il y aura pyopneumothorax par rupture d'un abcès ou d'un foyer de gangrène, le pronostic sera fâcheux.

Je pourrais à la rigueur proposer une variété intermédiaire (cas de Vallin et de Rodsajewski) et qui serait par conséquent susceptible de guérir. Mais il vaut mieux simplifier la question.

Le *traitement* variera d'après les notions fournies par l'état du sujet et d'après la forme reconnue.

S'il n'y a que de l'air (pneumothorax simple), on s'abstiendra de ponctionner à moins de dyspnée urgente.

S'il y a du liquide, on pratiquera la thoracentèse, et dès lors, en cas d'hydropneumothorax, il faudra se contenter de ponctions discrètes et répétées.

Trouve-t-on du pus non fétide (rupture d'abcès), la ponction ne suffira pas, il faudra pratiquer la thoracotomie.

Trouve-t-on du pus fétide (rupture d'un foyer gangréneux), il n'y a pas une minute à perdre; il faut pratiquer la thoracotomie d'urgence et laver prudemment la plèvre à l'aide de solutions antiseptiques.

CHAPITRE IV

PNEUMOTHORAX PAR GANGRÈNE PULMONAIRE

La gangrène du poumon est une cause relativement fréquente du pneumothorax. On la trouve signalée 7 fois dans le relevé de 130 cas de Saussier et 65 fois dans les 918 cas de Biach.

Quand un foyer de gangrène siège à la superficie du poumon, il peut provoquer à son niveau des adhérences protectrices de la plèvre, et alors, si le processus n'est pas enrayé, il arrive parfois, comme dans le cas de Bouillaud (1824), qu'une fistule s'établisse entre le poumon et les espaces sous-pleuraux de la paroi thoracique ; ou bien la fistule va plus loin, pénètre à travers un espace intercostal jusque sous la peau : de là les collections liquides et gazeuses sous-cutanées, de là les infiltrations liquides très étendues, de là l'emphysème sous-cutané gagnant une grande partie de la surface du corps.

Mais, au lieu de la pleurésie adhésive, on voit souvent se produire des épanchements séreux, séro-purulents ou purulents au contact du foyer de gangrène pulmonaire. Quant le travail de mortification envahit la plèvre, la perforation s'effectue, le pneumothorax est constitué : tels furent les cas d'Andral (1822), de Taupin (1839), de

Grapin (1847) et d'autres. La fistule, parfois très étroite, met quelquefois aussi très largement les bronches en communication avec la cavité pleurale.

Le siège initial du foyer de gangrène pulmonaire est important à connaître au point de vue des manifestations cliniques. Deux formes méritent d'être signalées : dans la première, gangrène primitivement *profonde*, devenant secondairement superficielle, sous-pleurale ; dans la seconde, gangrène pulmonaire primitivement *superficielle*, processus semblant intéresser simultanément le poumon et la plèvre, comme l'ont vu Bayle, Laënnec, Corbin.

Cruveilhier a été plus loin ; il a supposé que la gangrène pouvait être *exclusivement pleurale* sans être en même temps pulmonaire ; Guersant, Chomel, Rilliet et Barthez ont accepté cette manière de voir. Ernest Besnier l'a développée à la Société des hôpitaux de Paris en 1875 (Pleurésie gangréneuse primitive).

Bucquoy et Millard n'ont pas admis cette doctrine : ils ont pensé que la gangrène pulmonaire devait coïncider avec le sphacèle de la plèvre. Bucquoy a adopté l'expression de gangrène pleuro-pneumonique. Millard a décrit, à propos d'un cas célèbre, le *phlegmon gangréneux* ou l'*angioleucite phlegmoneuse sous-pleurale* qui se traduit cliniquement par la forme pleurétique de la gangrène pulmonaire.

On comprend que dans cette forme le pyopneumothorax manque rarement (Millard n'en a cependant pas constaté les signes chez son malade), puisqu'il peut se produire de deux manières : 1º de dedans en dehors par effraction du poumon d'abord et de la plèvre ensuite ; 2º de dehors en dedans, c'est-à-dire par le mécanisme des vomiques d'origine pleurale.

Je parlerai plus loin des vomiques.

Je n'ai pas à décrire ici les symptômes de la gangrène pleuro-pneumonique : le point de côté violent, la dyspnée intense, la toux, les phénomènes généraux graves. On sait que, quand le liquide n'a pu se faire jour au dehors, on trouve parfois, dans un espace intercostal, une tumeur fluctuante et douloureuse qui se tend au moment des efforts et sous l'influence des secousses de toux ; si l'on cherche à la refouler dans la poitrine on a sous la main la sensation particulière que donnent les gaz mélangés au liquide en passant dans un étroit conduit fistuleux.

Que si l'air, au lieu de pénétrer brusquement dans une plèvre déjà altérée, faisait irruption dans une cavité saine, non irritée, la terminaison serait rapidement fatale, d'après Bucquoy.

Le pneumothorax sera donc relativement moins grave dans les cas où il existe une irritation préalable de la plèvre avec des exsudats épais, des loges, des membranes enkystantes. Et en effet, dans ces cas, le pneumothorax est souvent méconnu, ignoré, tant il semble ajouter peu de chose à des manifestations déjà si complexes.

Pour en faire le diagnostic il faudra tenir compte de l'expectoration, plus abondante quand elle est fournie à la fois par la caverne gangréneuse pulmonaire et par la plèvre que si elle n'est que le résultat des sécrétions du poumon seulement. Cette expectoration sera purulente, horriblement fétide.

Il faudra surtout pratiquer l'examen attentif de la poitrine et rechercher le phénomène caractéristique, le bruit de succussion hippocratique.

Ce n'est quelquefois qu'à la suite d'une thoracentèse,

quand l'air filtrant par les bronches a remplacé le liquide évacué, que le diagnostic du pneumothorax est possible, le bruit de succussion devenant plus facile à mettre en évidence.

D'ailleurs, qu'il y ait ou non pneumothorax, dès qu'on aura la notion d'une collection liquide fétide de la plèvre, l'indication thérapeutique sera formelle : il faudra ouvrir largement un espace intercostal, pratiquer la pleurotomie, puis ensuite laver prudemment la plèvre. Souvent on verra, à la suite de cette opération, se détacher des lambeaux de sphacèle pleural et même des escarres pulmonaires.

Ce n'est que par l'intervention hâtive qu'on pourra sauver les malades.

En résumé, *dans le pyopneumothorax par gangrène pulmonaire, thoracotomie hâtive suivie de lavages.*

CHAPITRE V

PNEUMOTHORAX DES PLEURÉTIQUES AIGUS

J'arrive ici à une variété·rare de pneumothorax.

On sait que dans la pleurésie séreuse ou purulente, spécialement chez les tuberculeux, les vomiques déterminent souvent l'irruption de l'air dans la plèvre.

On sait qu'à la suite de la thoracentèse, et j'ai indiqué dans quelles conditions, la présence des gaz peut se manifester dans la plèvre.

Mais je ne veux envisager dans ce chapitre que le pneumothorax survenant *spontanément*, sans vomique, sans thoracentèse, dans la *pleurésie aiguë séreuse*, non compliquée de pneumonie.

Dans un relevé de 3,317 cas de pleurésies aiguës fait à l'hôpital général de Vienne, Biach n'a trouvé que 2 cas de pneumothorax. Aussi ne s'étonnera-t-on pas du silence à peu près complet des auteurs sur un accident aussi exceptionnel.

1º *Pneumothorax survenant du même côté que la pleurésie.*

L'observation XXXIX de Laënnec est intitulée : *pleurésie suivie de pneumothorax.* Il s'agit là, en effet, d'un homme de 36 ans qui eut, à la fin de mai 1822, une pleurésie aiguë du côté gauche dont l'auteur constata les signes physiques. Quelques jours après cette constatation survinrent, du même côté, l'abolition des bruits respiratoires et le tympanisme (sans tintement métallique, sans bruits amphoriques) qui permirent de faire le diagnostic. Le malade succomba à la fin du 2e mois.

A l'autopsie, on vit sortir de la plèvre gauche une assez grande quantité de gaz inodore. Le pneumothorax n'était pas total ; il y avait des loges formées par des adhérences qui maintenaient partiellement le poumon. A la base il y avait dix onces de sérosité et des fausses membranes jaunes, épaisses. La plèvre offrait de petites masses tuberculeuses jaunes, opaques, de la grosseur d'une lentille ou d'un grain de chènevis ; mais le poumon comprimé était sain et ne contenait aucun tubercule. Au contraire le poumon du côté opposé offrait une caverne tuberculeuse et des tubercules disséminés.

Bien que Laënnec n'ait pas trouvé le siège de la perforation, bien qu'il n'ait même pas cru à la perforation du poumon, puisqu'il supposait là une *exhalaison* aux dépens du liquide épanché, ce fait me paraît fort important. Il montre bien la relation directe qui a existé entre la pleurésie aiguë et le pneumothorax *du même côté*. Le sujet était indubitablement tuberculeux : il y avait des tubercules non seulement dans le poumon du côté opposé à la pleurésie et même dans la plèvre où l'air a pénétré. Mais le poumon qui s'est laissé perforer n'offrait pas un seul tubercule : son parenchyme était sain.

Voilà donc un cas de pleurésie aiguë (survenue chez un phtisique, il est vrai, comme d'ailleurs un grand nombre de pleurésies aiguës) qui s'est compliqué de pneumothorax du même côté.

Je citerai, à côté du malade de Laënnec, l'homme de 22 ans non tuberculeux de Swayne Little (Dublin, 1853),

qui eut à droite une pleurésie aiguë suivie de pneumothorax du même côté, et qui succomba après cinq
semaines.

Deux faits de guérison me sont fournis l'un par
Alexandre (1888), l'autre par un médecin anglais, de
Havilland Hall, qui l'a rapporté en 1887 à la Société
clinique de Londres. (Cette société a entendu à plusieurs
reprises, comme on le sait, d'intéressantes discussions
sur le pneumothorax.)

Le malade de Havilland Hall était un employé de
bureau âgé de 24 ans qui se plaignit, le 8 mai 1885,
d'une douleur vive au côté gauche. En l'examinant,
on trouva sur la ligne axillaire, en bas, du *frottement*
avec *légère matité* et *respiration soufflante*. P. 110.
T. 100°,4 F. Le lendemain les symptômes avaient
changé complètement : tympanisme sur la totalité du
côté gauche jusqu'à 1/2 pouce du sternum, souffle amphorique, tintement métallique. On ne percevait le murmure vésiculaire qu'à l'angle de l'omoplate où il était
d'ailleurs extrêmement faible. Bruits du cœur très obscurs.
Pointe du cœur à 1/2 pouce en dedans du mamelon
droit. P. 140. T. 99° F. Le malade raconta qu'en se
mettant au lit il avait éprouvé soudain une sensation
particulière au cœur et s'était trouvé mal. Dans l'espace
d'un mois les symptômes disparurent progressivement,
la maladie fut guérie. Le 27 juin il y eut une récidive qui
se termina, comme le premier accès, par la guérison.

Comment peut-on s'expliquer que la phlegmasie
pleurale, qui doit consolider le revêtement du poumon au lieu de l'affaiblir, puisse provoquer la perforation de l'organe ? Faut-il penser à la rupture d'un
abcès ou d'un foyer tuberculeux superficiel ? La chose
aurait été possible dans le cas de Laënnec, mais chez le

malade de Swayne Little, qui a été frappé dès le début
et qui, d'après l'autopsie, n'était pas tuberculeux, il faut
chercher une autre hypothèse.

Or l'explication me paraît facile à trouver puisque
je sais que la pleurésie s'accompagne souvent d'une
lésion pulmonaire dont j'ai déjà parlé à plusieurs
reprises : l'emphysème vésiculaire.

Cet emphysème existait dans un fait qui vient ici
tout exprès pour nous éclairer sur la question, celui de
Standthartner.

Cet auteur [1] a vu, à l'autopsie d'un homme de 23 ans
porteur d'un anévrysme de l'artère hépatique, le poumon droit comprimé partiellement par un exsudat
pleurétique. Or, les parties antérieures de cet organe
étaient le siège d'un *emphysème vésiculaire et sous-
pleural* dont la rupture avait produit *un pneumothorax*.

N'avais-je pas raison d'invoquer une fois de plus
l'emphysème vésiculaire ?

2° *Pneumothorax survenant du côté opposé à la pleurésie.*

C'est encore bien probablement par l'intermédiaire
de l'emphysème supplémentaire dans le poumon du
côté opposé à la pleurésie que pourra s'expliquer, dans
certains cas, le pneumothorax.

Les renseignements anatomiques que donne Saussier
sur une autopsie pratiquée dans un cas de cette catégorie sont malheureusement moins précis que ceux
de Standthartner : ils nous montrent du moins que la
tuberculose et les abcès du poumon ne peuvent être
incriminés.

Le malade de Sausssier, nommé Édouard Lejeune,

---

1. Rapport de l'hôp. gén. de Vienne, 1875.

âgé de 24 ans, était soigné à la Pitié pour un abcès de la tunique vaginale. Il fut pris tout à coup, le 26 juin 1840, sans cause connue, des signes d'une pleurésie aiguë. Quatre jours après le début, vive douleur à l'hypochondre droit. A *gauche* matité à la base, respiration bronchique, égophonie, bronchophonie ; pas de râles ni de crachats sanglants. L'auteur diagnostiqua une *pleurésie gauche*. Vers le 1er juillet, la partie antérieure et supérieure du côté *droit* offrait un peu de diminution de sonorité, du râle muqueux à grosses bulles, une respiration soufflante, un retentissement de la voix qui semblait pectoriloque. Bientôt sonorité presque tympanique dans la moitié antérieure en avant, bourdonnement amphorique, voix simplement retentissante, voussure. Le 12 juillet, fluctuation sonore très marquée à droite. Plus tard le *pneumothorax du côté droit* fut constaté à l'autopsie. Il n'y avait de tubercules dans aucun des 2 poumons. La pleurésie gauche avait disparu.

Symptômes et *diagnostic*. On conçoit que le pneumothorax survenant à la suite de la pleurésie et du même côté soit difficile à reconnaître, d'autant plus qu'il s'agit là d'une affection rare, inattendue. C'est en présence d'un pareil accident qu'il faudra se rappeler l'existence des pleurésies à symptômes cavitaires, des pleurésies qui donnent du souffle amphorique en même temps que du tympanisme au sommet. On aura, pour se renseigner, le *bruit de succussion*, seul symptôme de certitude en pareil cas.

Que si le pneumothorax survient du côté opposé, le diagnostic est plus facile.

Quant au *pronostic* il sera plus grave dans ce dernier

cas, les 2 poumons se trouvant simultanément immobilisés.

Le *traitement* est fort délicat dans cette variété rare de pneumothorax. Faut-il ponctionner? Faut-il au contraire respecter l'épanchement liquide qui favorisera l'oblitération de la fistule?

La règle devra être de ne ponctionner, au début, que s'il y a soit dyspnée urgente, soit purulence de l'épanchement. Plus tard, si l'hydropneumothorax devient chronique, on agira comme nous le verrons plus tard chez les tuberculeux, c'est-à-dire qu'on pratiquera des ponctions discrètes et répétées.

CHAPITRE VI

PNEUMOTHORAX PAR VOMIQUES

Les vomiques qui donnent lieu au pneumothorax sont généralement purulentes. Elles peuvent être aussi séreuses.

1º *Vomiques purulentes.* — On sait que la vomique est un mode de terminaison fréquent soit des empyèmes totaux, soit de certains empyèmes enkystés, spéciale-ment des empyèmes médiastins, diaphragmatiques et interlobaires. Souvent elle constitue le symptôme révé-lateur de ces collections qui sont si souvent latentes, ne causant qu'une douleur plus ou moins vive, ou qu'un malaise inexpliqué. Elle se produit plus hâtivement, d'après Trousseau, chez les enfants que chez les adultes.

Quels que soient les signes prémonitoires, le malade rejette brusquement une grande quantité de pus, et si on l'examine ensuite on constate des symptômes de pneumothorax partiel ou total.

Mais il ne faut pas croire que le pneumothorax soit constant dans ces cas. Il arrive souvent que le pus passe dans les bronches sans que l'air inspiré puisse ensuite pénétrer dans la plèvre. Le fait est dû à une disposition particulière de l'orifice ou des fausses membranes qui forment valvule. Cette disposition doit être exactement l'inverse de celle qui, dans le pneumothorax à soupape, permet l'entrée de l'air inspiré dans la plèvre et s'oppose à la sortie de l'air pendant les mouvements expiratoires.

L'absence de pneumothorax est une circonstance qui favorise la guérison de l'empyème en permettant à la cavité de se rétrécir progressivement; elle est fréquente surtout dans les pleurésies purulentes enkystées.

Les enfants ont le privilège d'éviter souvent l'irruption de l'air dans la plèvre à la suite des vomiques. Barthez, qui a étudié le phénomène, l'attribuait à la flexibilité des côtes, laquelle faisait venir le thorax à la rencontre du poumon chez les jeunes sujets. Heyfelder et Cruveilhier ont cité chez l'adulte des vomiques d'origine pleurale sans pneumothorax consécutif. Je puis signaler encore des cas de Duroziez, Féréol, etc.

La fistule peut être large et faire communiquer aisément la plèvre avec les bronches; souvent elle est sinueuse et ne laisse passer le pus que par un trajet étroit. Dans le premier cas, on conçoit que l'expectoration soit abondante, dans le second cas elle sera peu importante. La quantité du pus rejeté variera avec les dimensions de la cavité sécrétante. L'odeur du pus est fade, alliacée; elle est fétide quand il y a gangrène pleuro-pulmonaire.

Le rejet du pus de la plèvre est favorisé par certaines circonstances : changement de position des malades, mouvements brusques, décubitus sur le côté sain.

Le diagnostic du pyopneumothorax par vomique est parfois difficile, surtout si l'on n'a pas assisté au début des accidents.

Facile à reconnaître est le pneumothorax total; au contraire les pneumothorax partiels enkystés sont souvent fort délicats à dépister. La variété inférieure, diaphragmatique, pourra se confondre avec le faux pyopneumothorax ou pyopneumothorax sous-diaphragmatique dont j'ai parlé déjà et qui est dû généralement à une collection gazeuse fournie par l'estomac ou l'intestin. Elle pourra se confondre avec les kystes hydatiques suppurés ouverts dans les bronches, les abcès du foie, les collections purulentes d'origine splénique, etc.

La variété antérieure offrira des difficultés analogues. Quant à la variété supérieure, elle fera songer aux grandes cavernes.

Chacun de ces cas mériterait d'être envisagé en particulier.

Le pronostic des vomiques purulentes est toujours grave. Il l'est particulièrement quand il y a gangrène pulmonaire.

On sait que la vomique peut être une terminaison favorable de certaines collections pleurales que le trocart ne peut atteindre (médiastines, interlobaires). Mais chaque fois que le chirurgien pourra les attaquer à temps, il devra le faire : ce sera la meilleure prophylaxie du pyopneumothorax.

Après l'apparition du pyopneumothorax il faudra se laisser guider par l'état général du malade, par sa température, par les phénomènes d'infection. D'habitude il y aura avantage à vider la collection pleurale au moyen de la thoracotomie.

Cette indication sera formelle si le pus est fétide, s'il y a des symptômes de gangrène pleurale ou pleuropulmonaire.

2° Les vomiques séreuses sont plus rares; elles peuvent survenir dans la tuberculose, et j'indiquerai la possibilité de cet accident quand je parlerai du pneumothorax des phtisiques.

Elles peuvent aussi succéder à la pleurésie séreuse non tuberculeuse.

Harris nous en fournit la preuve. Cet auteur a observé, en novembre 1885, un employé de chemin de fer qui, s'étant présenté à la consultation de l'hôpital Saint-Bartholomé de Londres, ne fut pas jugé suffisamment malade pour être admis. En rentrant chez lui, il eut un accès de toux violent et rejeta près de deux litres de liquide clair; à la suite de cette vomique, il tomba dans un état de collapsus. On constata à gauche un hydropneumothorax qui guérit. Au mois de de février 1886, on ne trouvait plus que de la matité et du souffle bronchique à la base gauche. Le malade quitta l'hôpital en bonne santé, n'offrant aucun signe de tuberculose.

La perforation pulmonaire est plus facile à comprendre par l'intermédiaire d'un tubercule ramolli (pulmonaire ou pleural), mais pour les nombreux médecins qui admettent encore la possibilité des pleurésies aiguës séreuses non tuberculeuses, la variété de vomique que je viens d'indiquer est intéressante à connaître.

Son pronostic est sérieux. On peut pratiquer la thoracentèse si la quantité de liquide est excessive ou si la dyspnée est intense, mais en général il vaudra mieux respecter l'épanchement tant qu'on n'aura pas la notion exacte de l'oblitération de la fistule.

CHAPITRE VII

PNEUMOTHORAX DES TUBERCULEUX

J'ai étudié plusieurs variétés de pneumothorax, les unes bénignes, les autres graves, et j'ai montré combien nombreuses étaient les causes, combien variables les allures cliniques de la maladie.

Eh bien! on peut dire que dans la tuberculose toutes les variétés de pneumothorax vont se retrouver sans grande modification, c'est-à-dire que, à côté du pneumothorax spécifique, dû à la rupture de tubercules ramollis, il y aura ceux que font naître les ruptures de vésicules emphysémateuses, les abcès du poumon, les vomiques séreuses ou purulentes, et même les foyers de gangrène.

Aussi doit-on s'attendre à considérer chez les phtisiques des modalités variées dans la rupture des plèvres.

Dans la pratique, leur pneumothorax est le *pneumothorax vulgaire*; il existe quatre-vingt-dix fois sur cent d'après les statistiques connues, c'est-à-dire que sur cent malades atteints de pneumothorax on devra trouver quatre-vingt-dix tuberculeux.

D'autre part, sur cent phtisiques qui succombent, il y en aurait, en moyenne, cinq qui mourraient de pneumothorax (?)

L'irruption de l'air dans la plèvre est rendue impossible par l'existence des adhérences pleurales et, comme ces adhérences se trouvent généralement au voisinage des lésions tuberculeuses avancées, on peut en conclure que le côté frappé par le pneumothorax sera le moins malade des deux. Les lésions pulmonaires graves seront d'un côté, le pneumothorax sera de l'autre.

Quand la barrière qu'établit la symphyse pleurale fera défaut, dans les phtisies à marche aiguë par exemple, le pneumothorax se développera sans difficulté. C'est ce qui nous explique pourquoi certaines statistiques attribuent à la phtisie aiguë plus de pneumothorax qu'à la phtisie chronique. Dans un relevé de 46 cas, Weil en trouve 26, qui appartiendraient à la première.

C'est ce qui fait comprendre aussi que le pneumothorax puisse être le symptôme initial d'une tuberculose encore latente.

Cependant on verra qu'il n'est pas rare à la période d'état de la phtisie chronique.

Le pneumothorax frappe les phtisiques à tout âge, mais son maximum de fréquence se voit à la période de la grande mortalité de ces sujets, c'est-à-dire de 25 à 35 ans. Il est rare chez les enfants.

Les hommes fournissent aux statistiques un contingent beaucoup plus élevé que les femmes.

L'ouverture du poumon siège en général dans le lobe supérieur à la partie médio-latérale, c'est ce que Walsh et West admettent dans les deux tiers des cas.

Béhier localise la rupture au niveau de la troisième et de la quatrième côtes.

Il est certain qu'au sommet les adhérences pleurales

s'opposent à la perforation ; par conséquent la rupture doit s'effectuer plus près de la base que du sommet du lobe supérieur. D'après Sée, la perforation siège habituellement dans le poumon *gauche,* entre le bord antérieur et la ligne axillaire.

L'ouverture est généralement petite, circulaire ; on compte parfois plusieurs fistules. West en a vu six dans un cas.

On sait combien fréquentes seraient, d'après Weil, chez les phtisiques, les *soupapes* dont j'ai parlé.

Quand on détache les fausses membranes et qu'on examine la surface pleurale mise à nu, on découvre des follicules tuberculeux lesquels peuvent se ramollir aussi bien que les tubercules pulmonaires et favoriser les perforations.

Jaccoud a insisté avec raison sur la fréquence des pneumothorax partiels, lesquels peuvent être antérieurs ou postérieurs, plus souvent encore inférieurs. On a vu l'importance de cette notion au point de vue du diagnostic. Le pneumothorax total est facile à reconnaître ; les pneumothorax partiels sont plus délicats à dépister et créent mieux la confusion.

La plèvre contient habituellement, avec l'air, du liquide séreux ou purulent.

Mais le pneumothorax peut être pur, même quand il succède à la rupture d'une cavité à contenu purulent. C'est ainsi que, dans un cas de Culmann[1], l'ouverture, large comme une pièce de 50 centimes, d'une anfractuosité pulmonaire, n'avait pas provoqué d'épanchement liquide ; on trouva seulement des fausses membranes récentes et anciennes, et cependant l'air avait

------

1. Thèse de Strasbourg, 1852.

pénétré dans la cavité pleurale 41 jours avant la mort.

Un phtisique autopsié par Biach présentait un pneumothorax inférieur du côté droit, sans liquide, bien que l'accident remontât à 27 jours. Le poumon du même côté offrait au sommet des lésions très avancées.

Chez un tuberculeux de Trousseau, la succussion hippocratique ne se manifesta que 16 jours après la perforation. Trois mois plus tard on trouva, à l'autopsie, des cavernes et des tubercules disséminés dans les deux poumons.

Le *liquide* épanché dans la plèvre sera-t-il séreux ou purulent? Se transformera-t-il *in situ* et sous l'influence de quelles causes?

Louis a vu, sur 8 cas, 6 épanchements séreux ou troubles. Sur 27 cas, West a constaté 9 fois du pus, 10 fois du liquide séro-purulent, 8 fois de la sérosité. Il pense que le liquide d'abord séreux deviendra successivement séro-purulent, puis purulent. Weil a trouvé, dans 43 autopsies, 27 fois un exsudat séreux ou séro-purulent, 16 fois du pus.

Monneret avait admis déjà la grande fréquence de l'hydropneumothorax des phtisiques. Vieulle, Senator ont fourni des arguments en faveur de la même opinion.

Netter[1] a fait un relevé de 16 cas personnels dans lesquels il y avait 13 fois épanchement séreux ou séro-purulent, 2 fois du pus ; une seule fois le liquide clair au début est devenu plus tard purulent.

Le travail de Netter a une grande valeur parce qu'il contient la première étude bactériologique méthodique du liquide contenu dans la plèvre.

Or ce liquide, quand il est séreux ou séro-purulent,

---

1. Soc. méd. des hôpitaux de Paris. Déc. 1891.

renferme des bacilles de Koch ; quand on n'y constate pas de bacille de Koch on peut en démontrer cependant la virulence spécifique par les inoculations aux animaux : ceux-ci succombent avec des lésions tuberculeuses. Mais ce liquide ne contient, et c'est là le fait important, pas d'autre microbe que le bacille de Koch.

Au contraire, le liquide du pyopneumothorax renferme, avec le bacille de Koch, d'autres micro-organismes : microbes saprogènes ou pyogènes.

Pour que le liquide de l'hydropneumothorax devienne purulent, il faut que les agents saprogènes et pyogènes s'y introduisent. Or, Netter démontre que cette introduction est rare et cette rareté ne doit pas surprendre puisque l'air des alvéoles pulmonaires ne contient pas de bactéries. (La filtration de l'air par le poumon a été admise déjà par plusieurs auteurs.)

« Il suffit, dit-il, pour empêcher la pénétration ultérieure des agents pyogènes et saprogènes, que l'orifice ne mette pas la plèvre en communication avec un foyer trop étendu où pourrait aboucher une bronche de gros calibre. Or nous savons depuis longtemps qu'il en est fréquemment ainsi, que les perforations sont rares au niveau des cavernes, qu'elles ont généralement pour origine des noyaux ramollis de petites dimensions. »

Donc l'épanchement peut rester, pendant des années, séreux. D'habitude il devient louche, ou acquiert une certaine viscosité analogue à celle des crachats. Il ne contient qu'un nombre très faible de globules de pus.

L'arrivée des éléments pyogènes peut être favorisée par les progrès du foyer pulmonaire, et aussi par la production d'une nouvelle fistule.

Dans un cas de Netter où l'épanchement séreux est devenu purulent, il y avait des fistules multiples.

Dans deux cas de pyopneumothorax, qui dataient de 3 semaines, Netter a pensé que l'épanchement avait dû être d'emblée purulent et putride : ce caractère du liquide paraissait dû à la perforation d'une caverne.

On verra les applications thérapeutiques des importantes recherches de Netter.

Les analyses des gaz faites par Hoppe-Seyler (1889) ont donné les résultats suivants chez un tuberculeux atteint d'hydropneumothorax, trois fois ponctionné :

9,6 à 12,6 o/o d'acide carbonique.
87,4 à 90,4 °/o d'azote.

En comparant les résultats obtenus chez un phtisique dont l'ouverture pulmonaire était large avec ceux que donnait chez un autre le pneumothorax fermé, cet auteur a montré que dans ce dernier la quantité d'oxygène était inférieure de beaucoup à la proportion trouvée dans le premier.

Pathogénie.

Je ne reviendrai pas sur les causes générales du pneumothorax. Je ne rechercherai pas les circonstances exceptionnelles qui pourraient favoriser chez les phtisiques la perforation de la plèvre.

Je veux montrer seulement quelles sont les lésions pulmonaires ou pleurales, spécifiques ou non spécifiques, qui causent le plus souvent le pneumothorax chez les tuberculeux. Ma démonstration reposera uniquement sur des constatations anatomiques précises.

1º La *rupture de foyers pulmonaires tuberculeux ramollis* est la cause banale. Les foyers qui se rompent sont généralement peu volumineux et superficiels, situés au-dessous de la plèvre, celle-ci prenant part au processus ulcératif. Il y a des cas où on les trouve absolument isolés au milieu d'un parenchyme d'ailleurs indemne; plus souvent ils sont accompagnés d'autres îlots tuberculeux. Les cavernules au niveau desquelles la pleurésie adhésive n'a pas eu le temps de se produire peuvent également, en s'ulcérant du côté de la plèvre, permettre l'invasion de l'air ; mais le fait est moins commun.

On comprend que le pneumothorax dû à un pareil processus reste rarement pur; qu'il s'accompagne d'ordinaire d'épanchement séreux, séro-purulent ou purulent.

Cette variété étant très connue, je n'insiste pas.

2° Les *vomiques d'origine pleurale* se placent, au point de vue de la fréquence, immédiatement après la variété commune que je viens de signaler. Ces vomiques sont généralement *purulentes*.

Elles peuvent aussi être *séreuses*. Nous savons en effet que les vomiques sont favorisées par la rupture de tubercules pleuraux. Or nous connaissons parfaitement aujourd'hui la tuberculose initiale de la plèvre et les épanchements de sérosité qu'elle détermine souvent. Par conséquent nous pouvons prévoir la possibilité du rejet de cette sérosité. même chez des phtisiques qui n'auront pas encore de lésions avancées du parenchyme pulmonaire.

Ogier (*Loire médicale*, 1891) a publié un bel exemple de vomique séreuse dû à la rupture d'un tubercule du poumon. Sa malade, atteinte de pleurésie droite avec tuberculose du sommet du même côté, eut brusquement, six semaines après le début de sa pleurésie, une douleur atroce à droite avec dyspnée et fièvre (40°,9). Dans une quinte de toux, elle rejeta à pleine bouche une assez grande quantité (150 à 200 grammes environ) d'un liquide jaune, citrin, séreux et spumeux. La quantité de liquide rendu, recueillie, fut évaluée à 1,500 grammes en tout. Ce liquide était absolument celui que l'on extrait par la thoracentèse dans les épanchements pleurétiques simples. Après cette vomique on constata les signes évidents d'un pneumothorax. La malade mourut deux mois après. L'autopsie montra que la rupture de la plèvre s'était faite dans le lobe inférieur, au niveau d'un petit foyer tuberculeux ramolli communiquant à la fois avec la plèvre et avec une petite bronche.

3° La *rupture d'abcès pulmonaires* non spécifiques, survenant à la suite des *pneumonies et broncho-pneumonies* banales chez les tuberculeux, doit être tenue pour rare. Elle ne paraissait pas exceptionnelle à l'époque où l'on n'avait pas encore les notions que nous possédons sur les modalités anatomiques de la tuberculose du poumon.

C'est dans l'ouvrage de Rilliet et Barthez que l'on trouve les notions les plus précises sur cette variété. Dans trois faits observés par ces auteurs, les abcès qui communiquaient avec la plèvre paraissaient absolument indépendants des tubercules. Deux fois en effet les tubercules, au nombre de cinq ou six, existaient seulement dans le poumon du côté opposé à l'abcès ; une fois les tubercules étaient au sommet du poumon tandis que la perforation était à la base, et le lobe hépatisé ne contenait pas de tubercules.

Chez un enfant de 15 mois, atteint de broncho-pneumonie avec pneumothorax terminal à gauche, Rilliet et Barthez trouvèrent le poumon gauche retenu au sommet par des adhérences, offrant à la base une petite perforation arrondie, laquelle conduisait dans une *excavation* capable de contenir une muscade. A cette excavation aboutissaient deux bronches. Le parenchyme du lobe inférieur ne contenait ni tubercules ni granulations ; il était converti tout entier en un *tissu rouge clair*, *friable*, *précipitant au fond de l'eau*. Le lobe supérieur, au contraire, contenait un tubercule du volume d'une noisette.

« En rapprochant les caractères anatomiques des cavités purulentes de l'absence ou du petit nombre et du siège des tubercules, il est de toute évidence pour nous, disent Rilliet et Barthez à propos de ce fait, qu'il n'y avait aucun rapport entre les deux maladies (tuberculose et pneumonie), et que leur coïncidence était tout à fait fortuite. »

Un enfant de 8 ans observé par Barrier eut, au cours d'une *pneumonie lobulaire généralisée*, une dyspnée extrême, avec toux convulsive, anxiété, agitation et délire. A l'autopsie, pneumothorax à droite. Au bord postérieur de la base du poumon droit, on trouva une très petite ouverture de la plèvre conduisant dans une excavation purulente capable de loger une noisette ; on constata en outre les désordres anatomiques produits par la pneumonie. On ne découvrit de vestiges de matière tuberculeuse que dans le poumon du côté opposé et dans quelques ganglions lymphatiques du médiastin.

3° La *gangrène du poumon* secondaire à la tuberculose peut déterminer la perforation de la plèvre et donner lieu à une variété particulièrement grave de pyopneumothorax.

4° La *rupture de vésicules emphysémateuses* est une cause peu habituelle de pneumothorax chez les phtisiques. Je crois cependant qu'on peut lui attribuer un certain nombre de ruptures dont les conséquences ont peu de gravité et qui sont comparables à ce que nous avons étudié dans le chapitre du pneumothorax chez les emphysémateux latents.

On sait d'ailleurs que l'emphysème vésiculaire est fréquent chez les phtisiques, soit du côté où siègent les tubercules, soit dans le poumon du côté opposé. On peut donc concevoir que cet emphysème aboutisse au pneumothorax absolument comme chez les emphysémateux simples, les pneumoniques, les pleurétiques dont j'ai parlé précédemment.

Il ne s'agit pas là d'une simple hypothèse. Mon assertion s'appuie sur une base anatomique solide.

Au premier rang des documents anatomiques je place la description très remarquable qu'ont donnée Rilliet et Barthez d'une autopsie de pneumothorax :

« Le poumon, disent ces auteurs, petit, grisâtre, mamelonné au toucher, était généralement lourd. Au niveau de la partie externe et moyenne du lobe supérieur gauche, on voyait une petite ouverture qui semblait faite avec la pointe d'une aiguille ; elle occupait le milieu d'une bulle de 7 à 8 millimètres de diamètre et qui était constituée par un soulèvement de la plèvre; au-dessous d'elle on apercevait une bulle semblable non perforée et tout à fait analogue à celle de l'emphysème. Après avoir incisé la bulle perforée nous vîmes qu'elle avait le volume d'un gros pois; elle contenait une petite quantité de pus épais; dans son fond, on voyait plusieurs petites ouvertures qui pouvaient être des bronches mais qu'on ne pouvait suivre jusqu'à des troncs plus volumineux. Cette cavité communiquait avec plusieurs autres semblables au-dessous de la plèvre décollée. Tout le reste du lobe supérieur était converti en tissu gris et infiltré d'une quantité considérable de tubercules. *Pas de liquide dans la plèvre.* »

Il est regrettable que·Rilliet et Barthez n'aient pu fournir aucun détail clinique sur·leur patient. A quel moment s'est produite la perforation ? Quelle a été la marche de la maladie ?

On a remarqué l'absence de·liquide dans la plèvre : ce fait aurait une grande valeur au point de vue de la tolérance spéciale de·la plèvre dans les cas de pneumothorax par rupture de foyers d'emphysème vésiculaire, si la date du pneumothorax était éloignée. S'il s'agit au contraire d'une perforation récente, cette constatation n'a pas de·valeur.

Un cas très curieux de Steffen [1] se rapporte à un enfant de 7 ans qui offrait, à l'autopsie, de la tuberculose miliaire des deux poumons avec des foyers de pneumonie circonscrits. Des deux côtés il y avait de l'emphysème vésiculaire, interlobulaire et sous-pleural; à gauche, la plèvre était perforée : il y avait pneumothorax.

Cornils [2] rapporte l'observation d'un homme de 23 ans, atteint de tuberculose laryngée et pulmonaire, qui mourut cinq jours après l'apparition brusque d'un pneumothorax du côté gauche. En ouvrant le cadavre, on constata un pneumothorax partiel inférieur gauche *sans liquide.* Le lobe supérieur gauche, fixé par des adhérences, était emphysémateux. Dans le lobe inférieur existaient une caverne bronchectasique grande comme un œuf de poule, des noyaux caséeux et des tubercules

---

1. *Klinik der Kinderk.*, t. I, p. 109.
2. *Deutsche med. Woch.*, 1885.

disséminés. Or l'auteur attribua le pneumothorax non pas à la rupture d'un foyer tuberculeux mais à la rupture de vésicules emphysémateuses.

Pignol[1] relate un beau cas de pneumothorax dû à l'emphysème chez un sujet qui n'avait de tubercules que dans le poumon du côté opposé. Il s'agit là d'un garçon de 19 ans, ayant, au sommet droit, une caverne. Ce malade fit un mouvement brusque dans son lit et, immédiatement après, éprouva une vive douleur avec dyspnée, cyanose, etc. On constata les signes du pneumothorax à gauche. Il succomba le lendemain de l'accident. A l'autopsie la plèvre gauche dépolie, blanchâtre, contenait de l'air mais pas de liquide. Le poumon gauche pouvait s'insuffler parfaitement; mais on ne découvrit pas exactement le siège exact de la rupture. Il n'y avait dans ce poumon qu'une seule lésion : l'emphysème à larges vacuoles, lequel occupait le sommet et un peu le bord supérieur. *Pas de tubercules.* Le poumon droit, au contraire, offrait plusieurs cavernules et des tubercules miliaires. La plèvre droite était étroitement adhérente.

Dans le cas d'Ewart[2] le malade, d'abord soulagé par la thoracentèse, succomba cependant au bout de 36 heures. La plèvre gauche contenait de l'air et une très petite quantité de liquide clair. Il y avait des tubercules durs et de petites excavations. Mais le pneumothorax était dû à la rupture d'une bulle emphysémateuse adhérente latéralement à la plèvre costale et tiraillée par la rétraction du poumon.

On peut rapprocher de ces constatations très précises celle qu'a faite Dittrich[3] à l'autopsie d'un médecin de

---

1. Thèse de Bouffaré, 1887.
2. *Brit. med. journ.*, 1889.
3. Traité de Wintrich. Erlangen, 1854.

28 ans qui, ayant été tuberculeux, puis *ayant guéri de sa tuberculose* (?), était devenu emphysémateux : il mourut subitement en se promenant. On trouva de l'emphysème des deux poumons avec des traces de tuberculose *arrêtée dans son évolution;* c'était la rupture d'une bulle d'emphysème sous-pleural au sommet gauche qui avait déterminé le pneumothorax de ce côté.

Ce très intéressant malade aurait pu prendre place dans la catégorie des grands emphysémateux dont j'ai parlé, mais il m'a semblé impossible de ne pas tenir compte des lésions tuberculeuses qui, bien qu'arrêtées dans leur évolution, méritaient encore d'être signalées. Par conséquent c'était un emphysème secondaire à la tuberculose et le malade pouvait encore être considéré comme un phtisique.

Si j'ai relaté ces six cas, c'est parce que j'ai voulu fournir la démonstration irréfutable d'une vérité trop peu répandue.

Il m'a paru intéressant de montrer, avec des preuves à l'appui de mes assertions, ce mécanisme particulier du pneumothorax existant chez les phtisiques comme chez les simples emphysémateux, les pneumoniques et les pleurétiques.

Si l'on se contentait de considérer ces six cas seulement, où l'accident a été rapidement mortel, on s'exagérerait peut-être la gravité du pneumothorax par rupture de vésicules emphysémateuses. On verra que parmi les pneumothorax *bénins* des phtisiques il y en a que nous avons le droit d'attribuer à cette cause.

Clinique.

Au point de vue clinique, je distinguerai chez les tuberculeux trois variétés de pneumothorax :

1° Celui qui tue rapidement ;

2° Celui qui tue lentement (pneumothorax chronique) ;

3° Celui qui guérit.

Les deux premières sont les plus connues, aussi n'en parlerai-je pas longuement.

1re VARIÉTÉ. — *Du pneumothorax qui tue rapidement.* West a indiqué d'une façon précise la durée du pneumothorax rapidement mortel. Dans 47 cas mortels observés à l'hôpital des phtisiques de Londres, le décès est survenu :

```
Au bout de 20 minutes.....................   1 fois.
      —   de 30 minutes ...................   1  —
      —   de quelques heures ..............   8  —
Pendant le premier septénaire .............   8  —
Pendant le second septénaire ..............  21  —
Sans date précise, mais dans la 1re quinzaine. ...   8  —
```

Donc, d'après cet auteur, 75 % des phtisiques emportés par le pneumothorax meurent dans la première quinzaine, 15 % dans la seconde, 10 % seulement meurent plus tard. On peut en conclure que, si un phtisique est voué à la mort rapide par pneumothorax, c'est pendant le second septénaire qu'il devra succomber.

On consultera avec intérêt un relevé de 44 cas mortels de Weil. Dans ces cas :

```
La mort est survenue le 1er jour 8 fois  ⎫
      —            —     le 3°  — 1  —   ⎪
      —            —     le 4°  — 3  —   ⎬ 23
      — pendant  le 2e septénaire 6  —   ⎪
      —     —      le 4°  —    5  —      ⎭
      —     —      le 2° mois   8  —     ⎫
      —     —      le 3° et le 4° 5  —   ⎬ 15
      —     —      le 5° mois   2  —     ⎭
```

La mort est survenue pendant le 7º mois 1 fois.
—   — le 9º — 1 —
—   — le 10º — 1 —
—   — le 17º — 1 —   6
—   au bout de 2 ans 1 —
—   au bout de 2 ans 1/2 1 —

On voit que, dans cette statistique, le premier jour est fort chargé, de même que dans la série de West (10 cas) ; le 2e septénaire l'est moins ; puis vient le taux élevé du 2e mois. En somme 23 des malades de Weil ont succombé pendant le premier mois, 15 du 2e au 6e mois ; 6 seulement ont survécu plus longtemps.

J'ai parlé déjà d'une complication grave du pneumothorax chez certains sujets, les pneumoniques par exemple : l'*emphysème sous-cutané*. Quand cette complication se manifeste chez les phtisiques, la mort est rapide. Nous en avons la preuve dans deux cas où, le pneumothorax coïncidant avec l'emphysème sous-cutané, la terminaison fatale ne s'est pas fait attendre.

Le premier malade était un jeune homme, dont Andral[1] nous a fait connaître l'histoire, et qui, portant des cavernes tuberculeuses au sommet gauche, se trouva tout à coup dans une situation de santé fort aggravée. Andral trouva au côté *gauche* de la poitrine, aux lombes et à l'abdomen, de l'emphysème sous-cutané ; du même côté, à gauche, existaient les signes du pneumothorax sans liquide. La mort survint le surlendemain. Il n'y eut pas d'autopsie.

Le second fait se rapporte à un homme de 24 ans, observé par Heitler[2], qui eut, sans accès dyspnéique, de l'emphysème sous-cutané au visage, au cou, au tronc,

---

1. Notes à la 4e édition de Laënnec, t. II, 572.
2 *Wien med. Presse*, 1873.

surtout *à droite*, et les signes d'un pneumothorax simple, également *à droite*. Il mourut au bout de quelques jours. En ouvrant la plèvre droite, on y trouva de l'air et un peu de liquide purulent. La perforation était due à une caverne tuberculeuse du lobe moyen. Sous les plèvres on ne constatait nulle part de bulle d'air.

Ces deux faits peuvent être rapprochés des cas de Patruban et de Chvostek que j'ai cités à propos de la pneumonie et de la broncho-pneumonie des enfants. On voit qu'il ne s'agit pas ici d'enfants mais de sujets cependant encore jeunes.

2e VARIÉTÉ. — *Du pneumothorax qui tue lentement.* Ici le pneumothorax persiste pendant des mois, parfois des années.

L'observation des cas chroniques a suggéré à plusieurs auteurs la pensée que la longue survie des phtisiques atteints de pneumothorax pouvait être due à cette complication même ; que le pneumothorax pouvait enrayer la marche de la tuberculose dans le poumon comprimé et inactif.

Après Woillez, Béhier, Czernicki et d'autres, Hérard a soutenu cette thèse. Il a relaté au congrès d'Alger, en 1881, un fait qu'il considérait comme démonstratif.

A la première et à la seconde période de la phtisie, la compression du poumon par l'air épanché dans la plèvre, en supprimant l'activité fonctionnelle de l'organe, devait, d'après cet auteur, retarder ou même arrêter le développement des tubercules.

A la 3ᵉ période, les cavernes subissant, par le même fait, une compression énergique, leurs parois devaient se cicatriser plus aisément, leurs cavités diminuer, leurs sécrétions se tarir.

Cette conception était séduisante. Elle a trouvé crédit

auprès de médecins autorisés. Supposons qu'elle eût fait fortune : notre devoir n'était-il pas, dès lors, de créer artificiellement le pneumothorax chez nos phtisiques [1] du côté où les lésions semblaient le plus développées ?

On peut mesurer les conséquences d'une pareille pratique, déduction rigoureuse de la doctrine du *pneumothorax favorable*.

La vérité, c'est que le pneumothorax constitue *toujours* un accident redoutable. Si les phtisiques résistent parfois à cette grave complication, cela n'a rien de très surprenant ! Le phtisique résiste à tant de choses !

3e VARIÉTÉ. — *Du pneumothorax qui guérit*. Les cas qui, chez les phtisiques, se rapportent à cette variété sont de deux ordres, suivant que l'épanchement d'air s'accompagne ou non d'épanchement liquide.

Pour les premiers, le pneumothorax restant simple, sans liquide, se comporte souvent (on a vu que ce même pneumothorax pouvait être rapidement mortel chez les phtisiques avancés) comme s'il était survenu chez un sujet non phtisique, c'est-à-dire qu'il guérit spontanément dans un délai assez court.

Dans les autres, la durée est beaucoup plus longue et le liquide mélangé aux gaz persiste souvent après la disparition de ceux-ci.

A. *Guérison du pneumothorax pur, sans liquide, chez les phtisiques.*

J'ai trouvé dans les auteurs 7 cas détaillés à placer dans la catégorie des pneumothorax simples curables.

---

1. Cayley (1885) a appliqué ce procédé thérapeutique dans un cas d'hémoptysie grave : l'opéré a succombé au bout de cinq jours.

Je ne les relaterai pas en détail; j'indiquerai seulement ce qui a trait à l'âge des malades, au mode de début et à la durée de la maladie.

I. Enfant de 12 ans (Barrier) atteint de pneumothorax à gauche; guérison en 8 semaines environ.

II. Fille de 28 ans (Legendre); pneumothorax à droite; guérison en 7 semaines environ.

III. Femme de 34 ans (Schrötter); pneumothorax; guérison en 11 semaines; à la fin frottement pleurétique.

IV. Jeune homme de 18 ans (Ricker); pneumothorax à gauche; ponction nécessaire, avec résultat satisfaisant; guérison en 2 mois.

V. Dragon de 23 ans (Vallin); pneumothorax à droite; guérison en 5 semaines environ.

VI. Cuirassier de 22 ans (Villemin); pneumothorax à droite; guérison en 6 semaines environ.

VII. Fille de 19 ans (S. West); pneumothorax à droite, guérison en 9 semaines.

On voit que tous ces cas se rapportent à des sujets jeunes (de 12 à 34 ans). Ils avaient tous des lésions tuberculeuses nettes mais peu avancées et presque toujours du côté opposé au pneumothorax. Autre remarque à faire : dans aucune des observations on ne signale de cause connue de la rupture pulmonaire; pas d'effort violent, pas même une quinte violente de toux. Un malade, le dragon de Vallin, ressent le point de côté caractéristique au moment où il s'assied sur son lit après une nuit excellente; un autre, le cuirassier de Villemin, se sent frappé tandis qu'il descend du dortoir.

Quelques-uns n'ont même pas eu la douleur caractéristique, de sorte que le pneumothorax ne s'est annoncé que par la dyspnée et les signes physiques : l'heure exacte du début demeure ignorée.

Une seule fois la ponction a été jugée nécessaire. Une fois on a constaté, à la fin de l'observation, du frottement pleurétique.

La durée de la maladie a varié de 5 semaines à 11 semaines ; nous trouvons les chiffres de 6, 7, 8, 9 semaines.

Si donc j'essaie de mettre en parallèle ces 7 faits avec ceux que j'ai étudiés chez les hommes de 20 ans, chez les emphysémateux latents, je trouve là quelques divergences utiles à signaler : chez les phtisiques début sans effort, chez les autres début solennel à la suite d'un effort, en général ; chez les phtisiques durée de la maladie 8 semaines en moyenne, chez les autres 4 semaines seulement.

En résumé, début moins solennel et durée plus longue, tels sont les caractères qui doivent être considérés comme appartenant au pneumothorax simple des phtisiques.

Mais peu importe, le trait distinctif, celui qui donne ici le relief au tableau clinique, c'est, dans l'une et l'autre série de faits, la *curabilité* du pneumothorax.

Je pense qu'il est possible de trouver un autre lien qui les unisse et ce lien pourrait être, d'après moi, une commune origine : la rupture de vésicules emphysémateuses.

Quoi qu'il advienne de cette question de pathogénie, je trouve une conclusion à formuler sans ambages :

Il existe chez les tuberculeux un pneumothorax simple, curable.

Les conclusions pratiques de cette notion sont faciles à déduire.

Si l'on se trouve en présence du pneumothorax sans liquide chez un tuberculeux *dont les lésions pulmonaires sont peu avancées*, on devra en espérer la guérison rapide.

Il ne faudrait pratiquer la thoracentèse qu'au début, en cas de dyspnée urgente. Dès que la dyspnée initiale sera atténuée, il faudra se garder d'intervenir et attendre la résorption spontanée de l'air épanché.

Que si, au contraire, le même pneumothorax frappe un tuberculeux *dont les lésions pulmonaires sont déjà graves*, alors le pronostic change complètement; on pourra s'attendre à une catastrophe comme je l'ai montré précédemment. On sera autorisé à pratiquer, à toute période, la thoracenthèse.

B. *Guérison du pneumothorax avec épanchement liquide chez les phtisiques.*

La curabilité du pyopneumothorax et surtout de l'hydropneumothorax tuberculeux est connue depuis longtemps. Grâce aux travaux de Beau et Bricheteau (1834), de Woillez (1853), de Béhier, etc., la notion en est devenue classique.

Woillez a trouvé, à l'autopsie d'un phtisique dont le pneumothorax avait guéri, l'ouverture ovale d'une caverne superficielle bouchée par une fausse membrane.

Popham [1] a constaté, chez un phtisique atteint de pneumothorax dix mois avant la mort, une cicatrice bien nette de la perforation.

Béhier cite deux phtisiques, l'un de 38 ans, l'autre de 23 ans, qui ont guéri. Ces deux sujets avaient du liquide (probablement séreux) dans la plèvre. Béhier considère comme un facteur favorable la présence de ce liquide qui aide, d'après lui, à l'oblitération de la fistule. Il pense que sans liquide le pneumothorax ne peut guérir.

---

1. *Dublin hosp. gaz.*, 1855.

Assurément cet auteur connaissait mal la forme de pneumothorax curable que j'ai décrite plus haut ; s'il l'avait mieux connue il n'aurait pas souhaité à ses phtisiques la production de l'épanchement liquide.

C'est une doctrine précisément opposée à celle de Béhier qui a conduit Potain (1888) à remplacer le liquide pleural par l'air stérilisé chez les malades atteints d'hydro- et de pyopneumothorax. Potain a pensé, en effet, et avec raison, que, l'air étant plus facilement résorbable que le liquide, la substitution se ferait au grand profit des malades dès que la fistule pleuro-bronchique serait oblitérée.

Béhier n'a pas été seul à attribuer à l'épanchement liquide un rôle essentiel dans le processus de guérison du pneumothorax.

Bernheim a montré l'importance du liquide fibrineux favorisant la production des fausses membranes et leur accumulation au niveau de la fistule. Duguet (Thèse de Pernet, 1878) a conseillé, comme Bernheim, de respecter l'épanchement jusqu'au jour où l'on aura acquis la certitude absolue de l'oblitération de la fistule [1]. Inutile de citer d'autres autorités. Tous les médecins admettent, de nos jours, que la cure du pneumothorax est extrêmement délicate et qu'une intervention trop hâtive peut nuire aux malades en déterminant la rupture d'une cicatrice fragile.

Donc si nous devons nous garder de souhaiter l'appa-

---

1. J'ai eu dans mon service, en juin 1892, un tuberculeux âgé de 29 ans, traité avec succès par Duguet, en 1890, pour un hydropneumothorax. Je lui ai retiré à deux reprises 500 grammes de pus et c'est en vain que, même après les ponctions, j'ai cherché à faire naître chez lui le bruit de fluctuation thoracique.

rition du liquide quand il n'existe pas encore, notre
devoir est aussi d'utiliser le liquide, quand il existe,
pour la cure de la maladie.

Il est bien difficile d'admettre, avec Rouanet, que la
guérison s'effectue par refoulement des gaz sous l'influence du flot liquide ascendant, sans oblitération de
la fistule. Cette guérison pourrait être apparente. Elle
ne sera pas réelle. Il suffira de peu de chose pour la
compromettre et pour provoquer une récidive du pneumothorax.

La cure ne peut être complète que par l'oblitération de l'orifice pulmonaire, laquelle est due soit à la
cicatrice, soit aux fausses membranes.

Reste à savoir ce que deviendront l'hydrothorax ou
le pyothorax qui survivront à la collection gazeuse. Je
n'ai pas à en parler dans ce livre.

CHAPITRE VIII

PNEUMOTHORAX DES ENFANTS .

Les enfants ont la réputation d'être rarement atteints de pneumothorax. Cela tient peut-être aux grandes difficultés que rencontre, chez eux, le diagnostic de cette maladie.

J'ai montré que, dans la série des emphysémateux latents affectés de pneumothorax par effort, il n'y avait pas un seul enfant.

J'ai montré le pneumothorax survenant à la suite de la broncho-pneumonie ou de la pneumonie des enfants par l'intermédiaire de la rupture des vésicules emphysémateuses, des abcès ou des foyers gangréneux. Il peut être aussi le résultat des vomiques; à propos des vomiques, j'ai étudié les conditions qui peuvent s'opposer à sa production, conditions réalisées surtout dans l'enfance. Dans la tuberculose, le pneumothorax peut se produire comme chez l'adulte; je n'ai rien à ajouter de spécial à ce sujet. Enfin j'ai cité le cas de Sevestre où le pneumothorax fut attribué, chez une fillette de 22 mois, à une gomme syphilitique probable.

Les corps étrangers des voies aériennes pourraient déterminer le pneumothorax puisqu'ils ont provoqué, dans un cas de Steffen par exemple, l'emphysème sous-cutané.

Quand j'ai montré la fréquence de l'emphysème sous-cutané chez les enfants, opposée à la rareté du pneumothorax, j'ai cité cependant quelques cas où la coïncidence de ces deux désordres s'était produite. C'est ce qu'on peut observer, ai-je dit, dans la broncho-pneumonie (cas de Patruban et de Chvostek).

A la suite de la *trachéotomie*, la coïncidence a été signalée par Angel Money, Wilks, Moxon, chez des enfants qui avaient probablement subi les manœuvres de la respiration artificielle, c'est-à-dire l'insufflation (?).

Parmi les cas publiés je n'en connais pas de plus intéressant que celui de J. Schwalbe [1] où la trachéotomie a été suivie de pneumothorax à droite et d'emphysème sous-cutané. On verra, dans cette observation, les bons effets de la thoracentèse. On remarquera aussi l'impossibilité où fut l'auteur de diagnostiquer une lésion que les médecins allemands prétendent reconnaître sur le vivant : l'emphysème du médiastin ; or cet emphysème existait bien certainement là. Voici le fait :

Un garçon de 6 ans 1/2, atteint de diphtérie compliquée de néphrite hémorragique, fut trachéotomisé le 10 octobre 1890, à 10 heures du matin. A 4 heures après midi on nota l'apparition d'un emphysème sous-cutané qui, partant du cou, envahit très rapidement le visage et la poitrine. Le thorax, dilaté à la base, fournissait des deux côtés une sonorité tympanique à la percussion. A droite, souffle bronchique, abolition du murmure vésiculaire ; à gauche, murmure vésiculaire atténué. Le foie était abaissé, atteignait l'ombilic. La matité cardiaque avait disparu. Dyspnée ; cyanose des lèvres.

---

1. *Deutsche med. Woch.*, 1891.

Schwalbe diagnostiqua un pneumothorax du côté droit et plongea dans le 9ᵉ espace intercostal, en arrière, une canule à laquelle s'adaptait un tube en caoutchouc qui plongeait dans un vase plein d'eau. A chaque expiration et mieux encore à chaque secousse de toux, on voyait sortir de grosses bulles d'air par le tube. Le phénomène cessa au bout de trois minutes. On retira la canule. Le patient respira plus librement et cessa de tousser. Le foie remonta. On perçut, au lieu du souffle bronchique qui existait précédemment, un murmure vésiculaire rude.

Le 11 octobre, état général satisfaisant. Le gonflement du visage avait diminué, mais l'emphysème s'était étendu à la base du thorax. Pas de tintement métallique; pas de bruit d'airain. La matité du cœur faisait défaut ainsi que le choc de la pointe. Les bruits du cœur étaient sourds, lointains, non accompagnés de la crépitation qui aurait pu faire diagnostiquer l'emphysème du médiastin.

A partir de ce moment, on ne signala plus aucun symptôme de pneumothorax. L'emphysème sous-cutané diminua progressivement; le 20 octobre, il avait complètement disparu.

Le 8 novembre, l'enfant partit guéri.

Dans la *coqueluche*, qui se complique si souvent d'emphysème sous-cutané, le pneumothorax est fort rare. Je ne connais que trois observations de cet ordre.

Dans la première, le pneumothorax a coïncidé avec l'emphysème sous-cutané : c'était chez un enfant de 2 ans, observé par Gelmo, coquelucheux, arrivant à l'hôpital avec l'emphysème sous-cutané du cou et de la poitrine. On vit l'emphysème s'étendre au visage, au cuir chevelu, à la totalité du tronc, au scrotum. Le cinquième jour l'enfant succomba, et, à l'autopsie, on trouva un pneumothorax du côté droit. Il y avait de ce côté de l'emphysème vésiculaire, sous-pleural et médiastin et même sous-costal. Le lobe supérieur du poumon droit était carnifié.

On voit qu'ici l'étiologie est nette ; c'est à la coqueluche qu'on peut attribuer l'emphysème qui a été le point de départ de tous les accidents. Cependant la carnification d'un lobe donnerait à penser que cette coqueluche s'est compliquée en même temps de broncho-pneumonie.

Les deux autres cas se rapportent à des enfants qui n'eurent pas d'emphysème sous-cutané, mais seulement un pneumothorax.

C'est d'abord une fillette de 4 ans, signalée par Baron, prise, au cours d'une coqueluche, d'orthopnée avec absence de bruit respiratoire. Le tympanisme d'un côté de la poitrine fut noté ainsi que la dilatation du même côté. A l'autopsie les résultats manquèrent de netteté.

C'est ensuite l'enfant dont Rendu a relaté l'histoire à cette même séance de la Société des Hôpitaux de Paris (1888) où Troisier produisit la belle observation dont j'ai parlé.

« Lorsque j'étais l'interne de Roger, dit Rendu, on amena un jour à la consultation un jeune enfant de deux ans asphyxiant, cyanosé, qui, au cours d'une coqueluche grave, s'était, pendant une quinte, rompu une vésicule pulmonaire. Un pneumothorax pur s'en était suivi sans emphysème du cou ni du médiastin ; la pointe battait sous le mamelon droit et comme la

mort paraissait imminente je courus chercher un appareil à thoracentèse. L'opération fut pratiquée séance
tenante, dans la salle des consultations; l'air passa en
sifflant sans qu'on vît s'écouler une goutte de liquide.
Le lendemain, un peu de liquide s'était formé, mais le
cœur était moins dévié et l'état général moins mauvais.
Au bout de 48 heures l'enfant était guéri. »

. Il suffit de signaler de tels faits pour faire comprendre
l'extrême gravité du pneumothorax chez les enfants, surtout quand il coïncide avec l'emphysème sous-cutané.

En résumé le pneumothorax n'est pas souvent signalé
dans l'enfance. Rilliet et Barthez ont insisté sur le
fait. Sanné pense, au contraire, que cette maladie peut
paraître relativement fréquente chez les enfants au-
dessous de cinq ans : cela tiendrait à la fréquence des
broncho-pneumonies qui sévissent dans le bas âge
et qui occasionnent parfois le pneumothorax.

Le diagnostic est difficile. Souvent, dit Sevestre, la
douleur manque, la dyspnée est attribuée à la maladie
initiale : broncho-pneumonie, tuberculose; le tympanisme a moins de valeur chez l'enfant que chez l'adulte,
puisque son thorax résonne si facilement; le souffle
amphorique peut passer inaperçu si l'enfant respire
faiblement.

Dans un cas de Sevestre (enfant de 16 mois atteint
de pyopneumothorax), les signes variaient d'un jour à
l'autre; le souffle amphorique ne devenait perceptible,
du moins les derniers jours, qu'après avoir fait tousser le
malade. Quant au bruit de succussion, il faisait défaut.

Pronostic toujours très grave.

Traitement comme chez l'adulte.

CINQUIÈME PARTIE

TRAITEMENT

Il y a deux choses distinctes à considérer dans le traitement du pneumothorax : celui qui doit être mis en pratique à la première heure, au moment où le malade se trouve brusquement privé de l'usage de l'un de ses poumons ou même de tous les deux s'il y a des lésions bilatérales; et le traitement de la période subséquente.

A la première heure on n'aura qu'une préoccupation : sauver un malade qui asphyxie. C'est le *traitement d'urgence*.

Plus tard on devra s'efforcer de vider la plèvre de l'air ou des liquides qu'elle contient, effectuer une cure qui ne saurait être obtenue, sauf exception, au début de la maladie. C'est la période où le pneumothorax est *toléré*. Il s'agit là du *traitement méthodique*.

Étudions l'un et l'autre.

I

TRAITEMENT DES ACCIDENTS DE LA PREMIÈRE HEURE.
TRAITEMENT D'URGENCE

Le traitement sera médical ou chirurgical.

Quels sont les moyens purement *médicaux* ?

A. La révulsion (ventouses sèches, sinapismes, cataplasmes sinapisés, marteau de Mayor, etc.) est utile.

Proscrire absolument les vésicatoires.

B. La saignée, généralement abandonnée de nos jours dans le traitement du pneumothorax, devrait être remplacée par les ventouses scarifiées.

C. La réfrigération (applications d'eau glacée sur le thorax) soulage rarement les malades.

D. Les inhalations d'oxygène sont à prescrire dans tous les cas. Elles ont une utilité incontestable.

E. Les injections de morphine calment la douleur et procurent du repos au malade. Elles diminuent également la dyspnée. Elles ont l'avantage de régulariser la respiration. Elles sont *eupnéiques*. Il faudra donc les recommander de préférence aux potions opiacées ou morphinées dont l'action est plus lente et moins sûre.

F. Les injections sous-cutanées d'éther pourraient rendre des services en stimulant les malades en danger d'asphyxie ; elles ont une action précisément opposée à celle des injections de morphine. Elles seront indiquées au moment où l'on voit les extrémités se refroidir et la cyanose apparaître.

G. Les injections sous-cutanées de caféine stimulent le cœur.

En même temps on donnera, si possible, du cognac, du champagne, etc.

Le seul traitement *chirurgical* d'urgence, c'est la *thoracentèse*. S'il y a asphyxie menaçante les moyens indiqués plus haut seront insuffisants, il faudra ponctionner la poitrine soit avec un trocart simple, si l'on n'a rien de mieux sous la main, soit de préférence avec l'appareil Potain.

Les indications de la thoracenthèse à la première heure sont fournies par l'aspect, la physionomie, l'attitude du malade et aussi par l'état du poumon du côté opposé au pneumothorax.

Si ce poumon est sain, en général on peut attendre, même s'il y a refoulement du cœur, abaissement du foie, grande dilatation du côté par pneumothorax total.

Si ce poumon au contraire est malade (tuberculose, emphysème) ou s'il est comprimé par un épanchement liquide ou par un épanchement gazeux (pneumothorax bilatéral), alors il n'y a pas à hésiter, la *thoracentèse s'impose.*

D'ailleurs, dans les cas douteux, il vaut toujours mieux se décider pour l'intervention que pour l'abstention.

La thoracenthèse de la première heure en effet, pratiquée d'après les règles connues, n'a aucun inconvénient; elle ne peut déterminer aucun accident grave. Je ne considère pas comme un accident sérieux l'emphysème sous-cutané au voisinage de la piqûre, qui a été signalé dans le cas de Church. L'expectoration albumineuse est rare à la suite de la thoracentèse d'urgence, qui n'évacue que de l'air. Dujardin-Beaumetz l'a observée consécutivement à la ponction d'un hydropneumothorax du côté droit.

La seule chose à craindre c'est que la thoracentèse soit *inefficace* : Béhier la considérait comme inutile, n'admettant pas que la tension des gaz intrapleuraux pût dépasser celle de l'atmosphère. Or nous savons que, dans le pneumothorax à soupape, cette pression peut être supérieure à celle de l'atmosphère et si elle n'est qu'égale on peut la rendre *inférieure* à l'aide d'évacuations prolongées et répétées par les appareils aspirateurs.

Du reste les faits sont là. Beaucoup de malades se sont déclarés soulagés ; ils ont proclamé que le médecin leur avait sauvé la vie et l'on a vu chez eux le cœur reprendre sa place, le foie remonter, la respiration se régulariser.

Nous qui manions tous les jours le trocart, nous qui considérons la thoracenthèse comme une opération simple et facile, aurions-nous le courage de ces médecins qui, comme on le lit dans l'observation de Wilks, ayant reconnu le pneumothorax chez un malade et désespéré de la guérison, décidèrent de laisser succomber en paix le patient qui d'ailleurs survécut ?

Non, cent fois non !

Une pareille abstention serait coupable.

La thoracenthèse d'urgence peut produire, dans certaines circonstances, les effets de la cure méthodique. Troisier par exemple, désireux de conjurer l'asphyxie menaçante chez sa grande emphysémateuse, eut la satisfaction, non seulement d'atteindre son but, mais en outre de guérir du même coup le pneumothorax ponctionné : l'épanchement disparut en 24 heures ! Dans ce cas l'opération fut suivie d'une expectoration abondante, claire, filante, albumineuse.

Je dirai, pour terminer, que le siège du pneumothorax a paru fournir à plusieurs auteurs une indication spéciale pour la thoracentèse d'urgence. Or j'ai démontré que l'asphyxie n'était pas moins à redouter dans le pneumothorax du côté droit que dans celui du côté gauche.

Au lieu de la thoracentèse, quelques auteurs ont pratiqué d'emblée la *thoracotomie*. Je ne vois pas l'utilité de cette opération.

Je n'ai eu en vue jusqu'ici que l'épanchement d'air des pneumothorax *non traumatiques*.

Si, dès la première heure, il y a du liquide épanché avec l'air, comme cela se produit dans l'hémopneumothorax traumatique, il n'est pas nécessaire de retirer ce liquide qui serait remplacé immédiatement par de l'air. Les indications ne seraient donc que ce qu'elles sont dans le pneumothorax pur, en cas d'asphyxie menaçante.

Si la poitrine est ouverte, s'il y a une plaie de la paroi, par instrument tranchant par exemple, l'indication formelle est de pratiquer l'occlusion de cette plaie.

II

TRAITEMENT DE LA PÉRIODE DE TOLÉRANCE. TRAITEMENT MÉTHODIQUE

Nous nous trouvons ici en présence d'un malade qui a résisté au premier assaut avec ou sans l'aide de la thoracentèse. Le poumon libre a fait la besogne des deux poumons; il a suffi à sa tâche. La dyspnée existe encore, mais il n'y a plus de menaces d'asphyxie. *On a du temps* devant soi.

Dès lors que faudra-t-il faire? Plusieurs cas peuvent se présenter et dans chacun il y a des indications spéciales.

A. *Il s'agit d'un épanchement purement gazeux.*

Dans ce cas, la conduite à tenir est simple : il faut s'abstenir de toute intervention chirurgicale, il ne faut pas pratiquer la thoracentèse.

On sait en effet que, même chez les grands emphysémateux, même chez les tuberculeux, quand le premier danger a pu être écarté, l'air qui existe seul se résorbe spontanément en un temps variable, le plus souvent en trois ou quatre semaines.

Il faut donc attendre, se contenter de veiller sur le malade, de soutenir ses forces à l'aide des toniques, de calmer ses douleurs à l'aide de morphine.

La thoracentèse n'aurait guère d'avantage, et certes elle aurait des inconvénients. Elle risquerait de provoquer la rupture des cicatrices pulmonaires au moment où le poumon décomprimé se gonflerait sous l'influence de l'air inspiré. Le malade pourrait avoir une rechute.

B. *Il y a hydropneumothorax.*

D'abord il faut avoir établi le diagnostic de la cause et savoir si le sujet est ou non tuberculeux.

L'hydropneumothorax non tuberculeux a des chances de guérir sans ponction, mais il n'y a pas inconvénient à évacuer le liquide si celui-ci s'accumule en quantité considérable. Et d'ailleurs on peut compter sur les phénomènes phlegmasiques qui auront oblitéré la fistule. Mais en tous cas on attendra un certain temps.

C'est surtout dans l'hydropneumothorax des phtisiques que l'intervention chirurgicale a été discutée (le liquide séreux ou louche ne renfermant que le bacille de Koch sans autre micro-organisme). On sait, en effet, que, chez ces malades, l'hydropneumothorax se transforme parfois spontanément en hydrothorax quand on a la patience d'attendre que l'épanchement liquide se soit accumulé en quantité suffisante pour se substituer complètement à l'air épanché.

La solution du problème serait simple si l'on savait à quel moment la fistule broncho-pleurale est oblitérée. Weil pense que cela n'arrive qu'après 5 à 6 semaines. D'autres auteurs admettent une oblitération plus rapide (8 à 15 jours). Les moyens qui permettent de distinguer le pneumothorax *ouvert* du pneumothorax *fermé* et que j'ai indiqués au chapitre du diagnostic n'ont malheureusement pas toute la rigueur désirable. C'est ce qui doit nous inviter à une très grande modération, à une très grande prudence dans l'intervention chirurgicale.

Pour beaucoup de médecins cette maladie sera longtemps encore un *noli me tangere.*

La règle sera, dans tous les cas, de ne pas évacuer complètement le liquide, mais plutôt de pratiquer des ponctions partielles et répétées.

Si l'on acquiert la certitude de la fermeture du pneumothorax, alors on peut être plus hardi et évacuer plus largement le liquide.

Potain[1] a proposé de substituer au liquide totalement évacué de l'*air stérilisé*, de telle façon que la tension intrapleurale reste peu éloignée de la normale (7 millimètres de mercure), et s'est félicité des résultats obtenus.

C. Il y a pyopneumothorax non fétide.

Ici les indications sont différentes suivant les qualités et la nature du pus.

---

1. Acad. de méd., 1888.

Chez les tuberculeux, le liquide pouvant contenir, avec le bacille de Koch, des microbes saprogènes et pyogènes (Netter), il y a souvent avantage à évacuer.

En général on se contente des ponctions successives, car là comme dans l'hydropneumothorax beaucoup de médecins s'accordent à *temporiser*. Le procédé de Potain permet de pratiquer sans crainte l'évacuation totale.

Quelques-uns ont proposé des injections antiseptiques : Renaut le sublimé, Moizard la teinture d'iode iodurée. Mais quand la fistule broncho-pleurale persiste, cela expose à des accidents d'intoxication.

Quand la tuberculose pulmonaire n'a pas atteint un degré trop avancé, et que la résistance du sujet semble suffisante, on peut tenter la cure du pneumothorax non plus par les ponctions simples mais par la *thoracotomie*.

Leyden a cité en 1890 deux cas de pyopneumothorax chez des phtisiques, traités par la pleurotomie et la résection des côtes et qui ont guéri avec persistance d'une fistule. L'un des malades conservait cette fistule depuis 2 ans au moment de la publication de l'auteur. Deux autres opérés du même auteur ne furent pas améliorés.

Guttmann a eu un succès sur 3 opérations. Le malade n'est mort qu'au bout de 5 ans et 3 mois.

Merklen (Société des hôpitaux de Paris, 1891) a rapporté l'observation d'un homme de 28 ans traité d'abord par les ponctions sans succès, puis par la pleurotomie sans résection costale : les résultats ont été bons. La fistule a persisté longtemps mais elle est actuellement guérie (1892).

Richardière (*ibid.*) a cité le cas favorable d'un malade suivi pendant 5 ans.

Ce qu'il faut avoir toujours en vue dans de pareilles tentatives, c'est l'état des poumons; si les lésions sont peu avancées on peut agir; dans le cas contraire, il faut craindre l'affaiblissement que produirait une suppuration active et temporiser.

Merklen demande, pour intervenir, que le pneumothorax soit récent.

En dehors de la tuberculose, l'intervention me paraît indiquée dans ces pyopneumothorax à marche rapide qui succèdent à la rupture des abcès de la pneumonie et de la broncho-pneumonie. J'ai montré que là on avait toujours à redouter la mort à bref délai.

Donc il faut agir rapidement, et faire, après la thoracotomie, de l'antisepsie pleurale.

D. *Il y a pyopneumothorax fétide.*

C'est surtout dans la gangrène du poumon ou de la plèvre, ou encore à la suite de la pénétration de corps étrangers (venant de l'œsophage comme dans le cas de Busch). Ici nous n'avons plus à temporiser comme chez les tuberculeux et dans la série des cas chroniques. Les accidents sont rapides. Il y a menace d'infection générale.

La seule mesure à prendre est d'ouvrir largement la plèvre et de pratiquer des lavages prudents à l'aide des solutions antiseptiques.

Donc thoracotomie hâtive suivie de lavages dans tous les cas d'épanchements de nature putride et gangréneuse, quelle qu'en soit la provenance.

TABLE DES MATIÈRES

Bulletin

des

Annonces